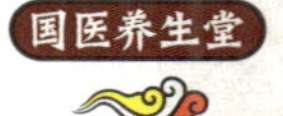


一用就灵

# 肩颈腰腿疼按摩自疗法

孙呈祥◎编著

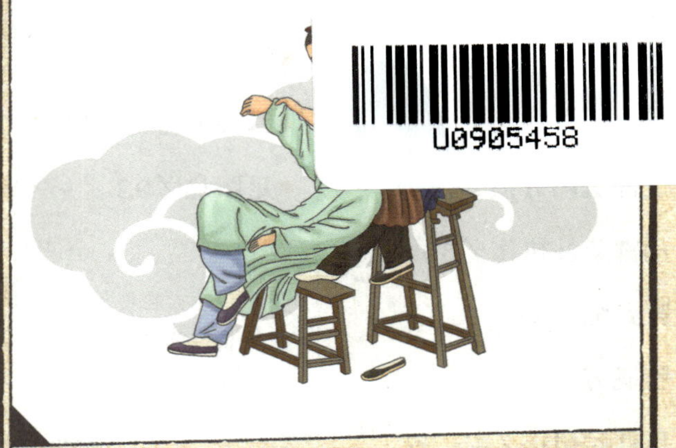



山西出版传媒集团
山西科学技术出版社

# 目录
contents



特别提示：在使用书中介绍的方法之前，必须到医院进行诊断，并在医生指导下使用。

# 轻松一按 百痛消

**坐姿不正确、缺乏运动、不良情绪、饮食失衡都可能导致身体关节的疼痛，严重者会影响正常的活动。面对扰人的疼痛，除了就医，还有一种既简单又实用的方法，那就是按摩。了解自己的痛因，掌握正确的方法，动手按一按，你会收到意想不到的效果：**

**释放身体的压力** 压力是产生酸痛的原因之一，而通过按摩可消除压力和精神忧虑，增强人体的精力，同时还可改善失眠，充足的睡眠也可帮助身体消除酸痛感。

**改善疼痛或肌肉紧张** 通过拍打、揉捏等按摩方法可缓解多种形式的肌肉压迫和紧张症状，如抽筋、肩部肌肉紧张等，帮助肌肉放松和恢复正常；同时还能刺激神经系统发出讯号，促使肌肉逐渐放松。

**促进血液循环，带走导致酸痛的毒素** 通过按摩可促进血液循环，有助于排除运动后积存在肌肉部位的废物，同时运来营养物质，消除肌肉酸痛。

**缓解关节僵涩症状** 按摩可直接作用在关节部位，加强该部位的血液循环，刺激关节产生更多润滑液，并且减轻由关节炎等疾病引起的关节疼痛。

**放松身体** 通过按摩可令肌肉和关节放松，让身体从紧张僵硬的状态恢复到更自然的姿态，从而缓解肌肉紧缩和由于不正确脊柱姿势而引起的疼痛。

# 肩颈腰腿疼按摩手法及注意事项

## 常用的按摩手法

### 01 按法

按法可分为指按、掌按、肘按、踩压4种操作方法。

- **指按法：**用拇指指腹在穴位或局部做垂直向下的按压，片刻即可。常与揉法结合使用，组成按揉法。全身各部位均可应用，尤以穴位处最为常用。
- **掌按法：**手指合并，利用掌根或手掌或小鱼际着力于体表治疗部位进行按压。也可以双手交叉重叠对定点穴位进行按压。适合腰背部、骶部、下肢部。
- **肘按法：**肘关节弯曲，利用肘端针对定点穴位施力按压。适合肥胖者及人体肌肉丰厚的部位，如腰背、臀部、大腿的酸痛部位。
- **踩压法：**用足踩压的一种按法，常用于腰、臀、大腿等部位。

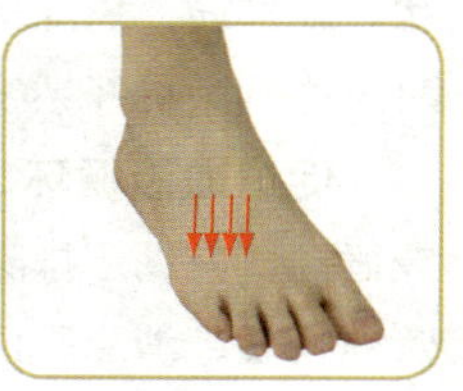
▲ 踩压法

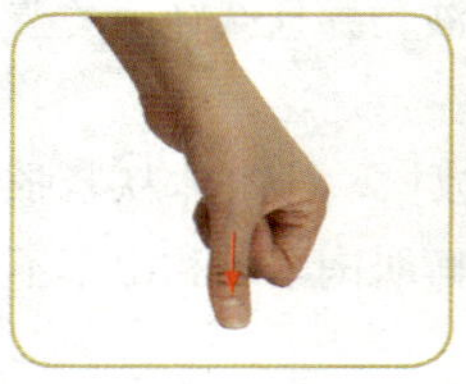
▲ 指按法

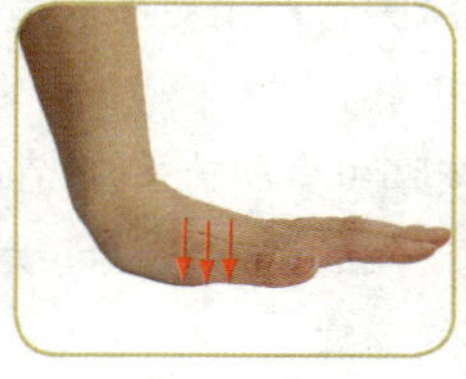
▲ 掌按法

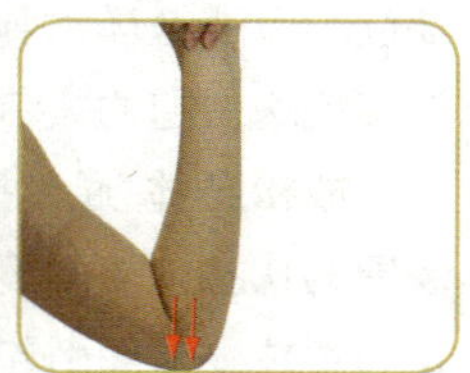
▲ 肘按法

## 02 揉法

用掌根、掌面或大鱼际吸定于穴位上，做轻柔缓和的回旋揉动。揉法分为掌根揉法和大鱼际揉法。

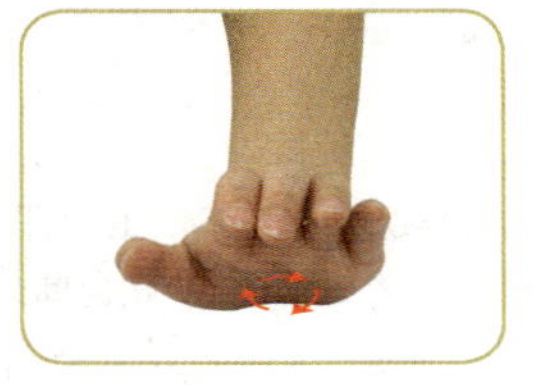

▲ 掌根揉法

▲ 大鱼际揉法

- **掌根揉法：**手指合并，利用掌根或双手交叉重叠的方式，针对痛点或穴位进行片刻、由轻而重的回旋揉动。适合面积较大且平坦的酸痛部位，如腰背、四肢等。
- **大鱼际揉法：**用大鱼际揉动体表的方法。

## 03 捏拿法

用拇指和食指、中指或拇指和其余四指对合成钳形，施以夹力，捏拿提起治疗部位。动作要有连贯性。常用在颈部、肩部及四肢等部位，可有效改善酸痛。

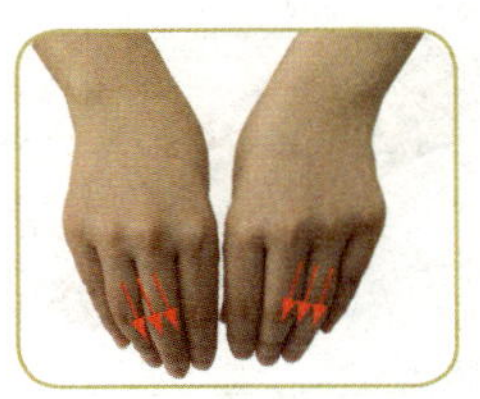

▲ 五指捏拿法

## 04 推法

- **指推法：**以拇指指腹或侧面，在穴位或局部做直线缓慢推进。适合肩背、腰臀、四肢。如肩膀酸痛、四肢局部酸痛。

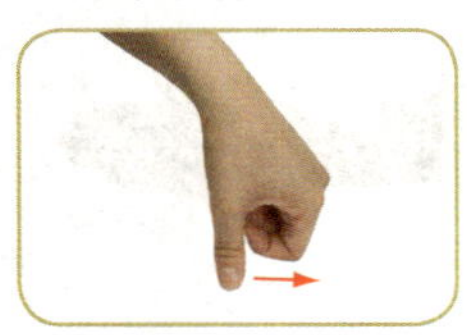

▲ 指推法

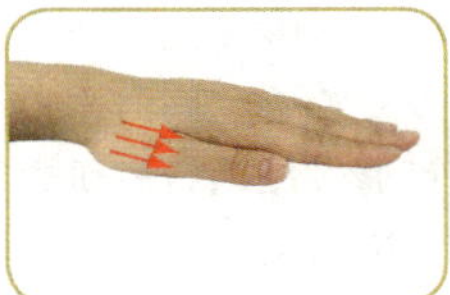

▲ 掌推法

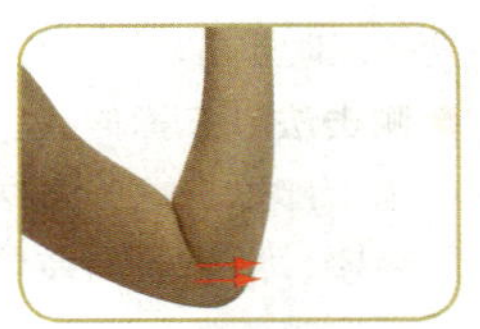

▲ 肘推法

- **掌推法**：利用掌根或手指着力于体表治疗部位，缓慢推动。也可利用双手交叉重叠的方式推进。适合面积较大的酸痛部位，如肩背、腰臀、下肢部位。
- **肘推法**：肘关节弯曲，利用肘端缓慢施力推进。适用于较肥胖者及人体肌肉丰厚的部位，如臀部和大腿。

## 05 擦法

用掌根或大、小鱼际或四指并拢，着实于一定部位上，沿直线做上、下或来回擦动。擦法可分为掌擦、大鱼际擦和侧擦三种。

- **掌擦法**：手掌伸直，用掌面紧贴于皮肤，做上下或左右方向的连续不断的直线往返摩擦。适用于肩背面积较大而又较为平坦的部位。
- **大鱼际擦法**：掌指并拢微屈，用大鱼际及掌根部紧贴皮肤，做直线往返摩擦。本法接触面积较小，适用于四肢部。
- **侧擦法**：手掌伸直，用小鱼际紧贴皮肤，做直线来回摩擦。适用于肩背、腰骶及下肢部。

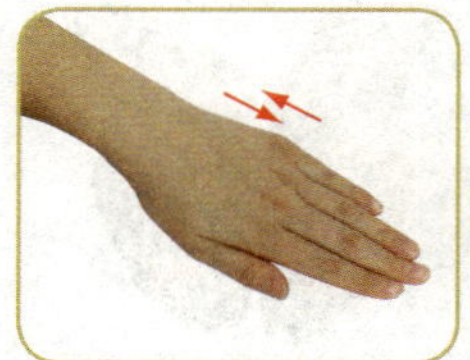
▲ 掌擦法

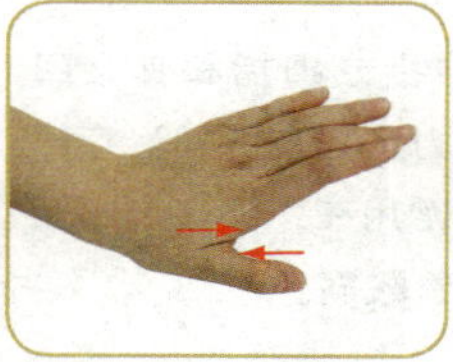
▲ 大鱼际擦法

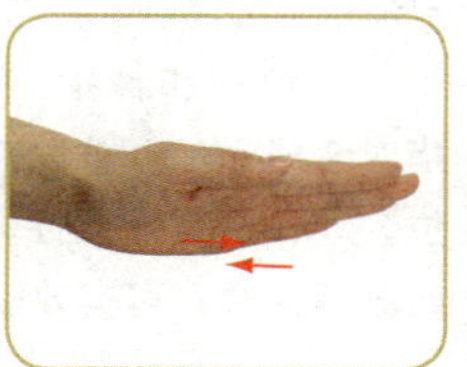
▲ 侧擦法

## 06 击打法

用掌根或大、小鱼际或拳叩击体表，往往两手同时叩击，可分为侧击法和拳击法两种。

- **侧击法**：五指伸直，双手相合，同时击打施治部位。这种方法可通过振动缓解肌肉痉挛，消除肌肉疲劳。适合头部、颈肩部以及四肢部。

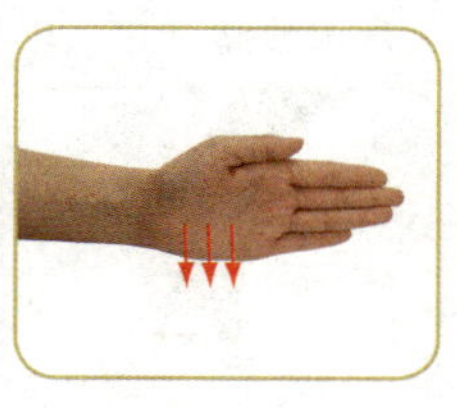
▲ 侧击法

● **拳击法：** 以拳面、拳背、拳底有节奏地击打特定部位。适合背部、腰骶部及下肢。

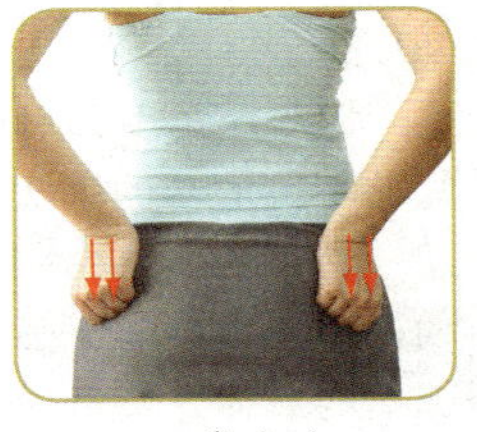

▲ 拳击法

## 07 点法

用指端或器具尖端，固定于体表某个部位或穴位上点压的方法，适用于四肢和腰背、臀部穴位，分为拇指点法、屈指点法和三指并点法。

● **拇指点法：** 用拇指端点按在穴位上，拇指指端着力，点按时拇指与施术部位成80°角。

● **屈指点法：** 用掌指关节背侧面突起处点穴的方法。

● **三指并点法：** 用三指点体表某部的方法，即食、中、无名指指端并拢，用指端点压于经络上，定而不移。

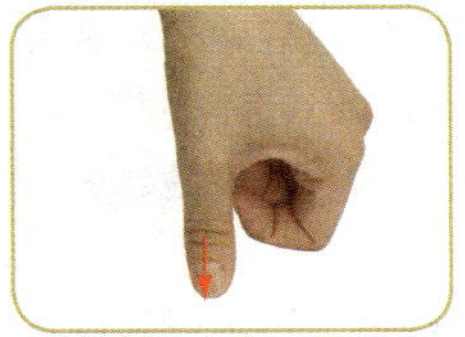

▲ 拇指点法

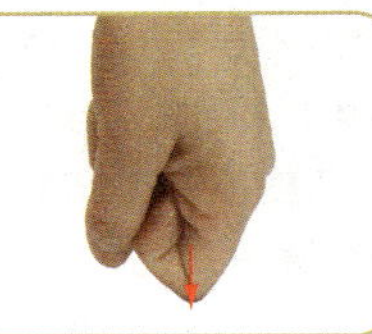

▲ 屈指点法

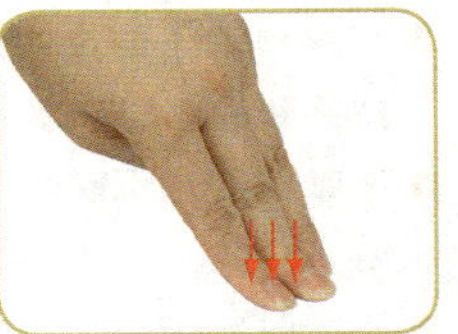

▲ 三指并点法

## 08 拍法

五指并拢且微屈，以前臂带动腕关节自由屈伸，指先落，腕后落；腕先抬，指后抬，虚掌拍打体表。适用于全身各个部位，尤其是颈肩部、背部、腰骶部以及大腿部。

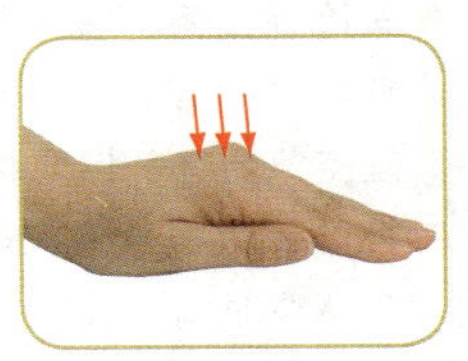

▲ 拍法

## 09 揪法

用拇指与食指指腹，或食指第二节侧面，又或食指、中指指腹，对合呈钳状，挟摄住皮肉、肌筋，捏而提起，随即使肌筋滑脱离去，并使之“咯咯”作响。快速提捏，快速滑脱，如此反复操作，局部呈紫红色或潮红色为度。主要用于项后、颈前、背部。

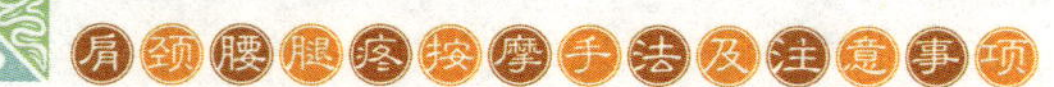


### 10 摇法

以患肢关节为轴心，使肢体做被动环转活动的手法，称为摇法。用一手握住或夹住被摇关节的近端，以固定肢体，另一手握住关节远端的肢体，然后做缓和的环转运动，使被摇的关节做顺时针及逆时针方向的摇动，适用于四肢关节及颈项、腰部等。

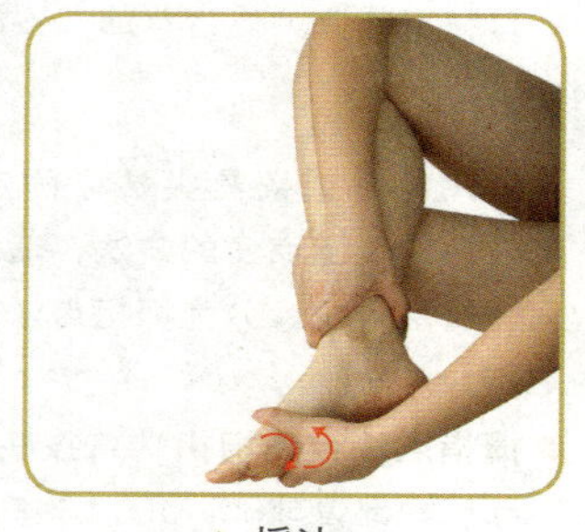

▲ 摇法

## 按摩注意事项

### 01 按摩前的准备工作

- 按摩到敏感部位的穴位时不要拘谨、嬉笑或者出现性冲动，要保持平和的心态，享受按摩的感觉，让这种感觉疏散到全身。
- 按摩要注意保暖保温。温度控制在25℃以上，可以很好地激发经络、穴位，按摩的效果会更好。
- 按摩时要排空大小便，穿舒适的衣服，修剪指甲，不戴戒指、手表、手链等硬的饰物。
- 按摩在任何环境下都可进行，但一个幽雅、整洁、安静、舒适的环境必然有利于心理及生理上的放松。屋内的空气要通风，让卧室空气新鲜，但要避免过堂风。
- 仰卧位时在颈下或俯卧位时在胸前、小腿前垫放软枕，可减少固定体位时间过长引起的局部不适。
- 按摩巾可用纯棉的毛巾被或布单，这不仅能让患者感觉到舒适、温暖，而且可避免化纤或粗糙布料对施术者手部皮肤的损伤。
- 可以用按摩油、精油，或者用普通的乳液、滑石粉涂抹于按摩部位，目的是利于推法、擦法的操作。
- 按摩者和被按摩者身心的放松对按摩的效果尤其重要。按摩者全身的放松能保证手法舒适、自然、柔和、透彻，而被按摩者的放松可使按摩起到事半功倍的效果。

## 02 按摩应注意的力道

- **力道的轻重** 力道由轻到重，以点带面使功力充分渗透体内。
- **力道的方向** 一般指向病变所在，开始垂直用力，克服皮肤的阻碍，使功力进入深部后再转向病所。
- **力道的作用部位** 一般为病变引起的局部异常处、重要的穴道。
- **力道的大小** 按摩用力要恰当，过小起不到应有的刺激作用，过大易产生疲劳，且易损伤皮肤。男子肌肉结实，按摩时要稍微加大力量，或者延长按摩时间；女子肌肤娇嫩，按摩时用力要控制，以能忍受为度。

## 03 按摩的先后顺序

通常按摩是讲究先后顺序的，一般都先取俯卧位按摩腰背及下肢后侧，后取仰卧位按摩头、肩前和下肢前侧，最后取坐位按摩颈、肩、上肢。单一部位的手法操作程序，遵守“放松→治疗→放松”及“面→线→点→面”的原则。

## 04 按摩的禁忌证

按摩疗法虽然适用范围很广，但不是任何条件、任何人都适用的，下列几种情况，不宜进行按摩。

- 过于紧张，饥饿或过饱；高热及各种传染病患病期。
- 患严重心脏病和高血压病。
- 外科急腹症；患恶性肿瘤、结核。
- 严重醉酒、精神病者。
- 出血性疾病、女性月经期。
- 内伤或关节脱位没有得到复位者。
- 皮肤感染、破溃、留疤痕者。
- 女性怀孕期间，有些穴位不宜按摩，如腰骶部和腹部穴位，还有肩井、合谷、三阴交、昆仑、至阴等一些活血通经的穴位。

# 颈椎病

jingzhuibing

颈椎病是由于颈椎间盘退行性变、颈椎骨质增生所引起的一系列临床症状的综合征。临床常表现为颈、肩臂、肩胛、上背及胸前区疼痛，手臂麻木，肌肉萎缩，甚至四肢瘫痪。可发生于任何年龄，以40岁以上的中老年人居多。

## 特效穴位按摩

### 1 揉捏风池穴

- **取穴定位：** 位于颈后两侧枕骨下方，发际两边大筋外侧的凹陷处。
- **按摩方法：** 被按摩者取坐位，按摩者站在被按摩者身后，一只手扶住被按摩者的前额，另一只手用拇指和食指分别置于被按摩者的风池穴处，揉捏半分钟左右，以局部有酸胀感为佳。
- **功效主治：** 此穴具有平肝息风、祛风解毒、通利官窍的作用。多用于治疗颈椎病所致的头晕、头胀痛、颈项强痛不适、颈椎活动受限、颈椎怕风怕冷等。

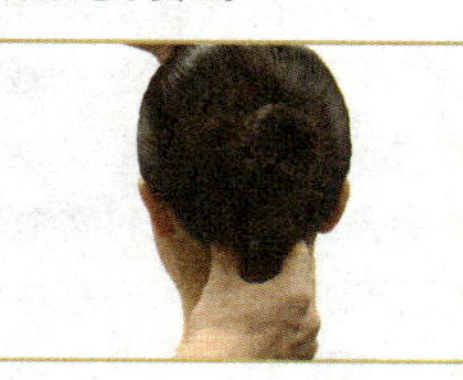

### 2 按揉秉风穴

- **取穴定位：** 在肩胛骨冈上窝中央，天宗穴直上，举臂有凹陷处。
- **按摩方法：** 取坐位，用对侧食、中、无名三指按揉秉风穴2分钟，以肩背有酸胀、上肢发软无力为度。

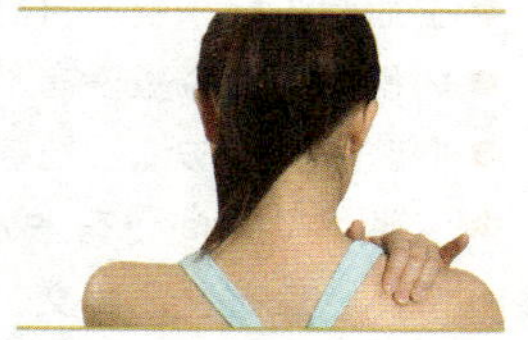

● **功效主治：** 此穴具有散风活络的作用，多用于治疗颈椎病、落枕、颈部肌肉酸痛、颈部僵硬、肩胛疼痛、上肢酸麻等。

## 3 按揉天牖穴

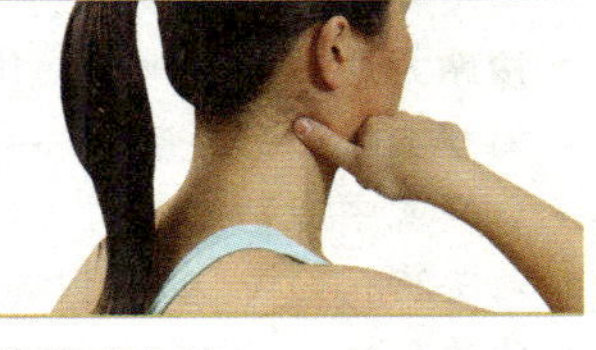

● **取穴定位：** 在乳突后下方，胸锁乳突肌后缘，约平下颌角处。

● **按摩方法：** 取坐位，用拇指螺纹面按揉3分钟，可两侧同时进行，手法用力适中，以局部有明显酸胀或酸痛感为佳。

● **功效主治：** 此穴具有清头明目、通经活络的作用。多用于治疗颈椎病所致的头痛、头晕，以及颈肩背部痉挛强直。

## 4 按揉肩井穴

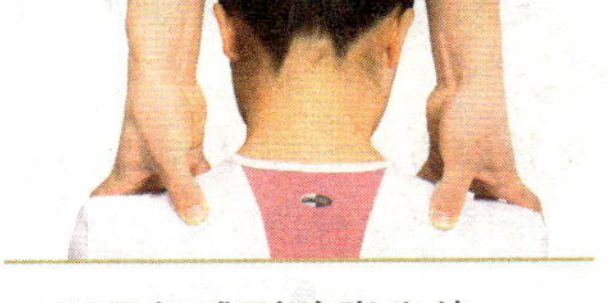

● **取穴定位：** 在后颈根部第7颈椎与肩峰之间的中点处。

● **按摩方法：** 被按摩者取坐位，按摩者站于其身前，用双手拇指按压肩井穴约1分钟，然后按揉约2分钟，以局部感到酸胀为佳。

● **功效主治：** 此穴具有祛风清热、活络消肿的作用。多用于治疗颈椎病头项强痛、颈椎活动受限、颈项肌痉挛，肩背部酸痛、肩周炎、肩膀疼痛、不能伸举等。

## 5 按揉曲池穴

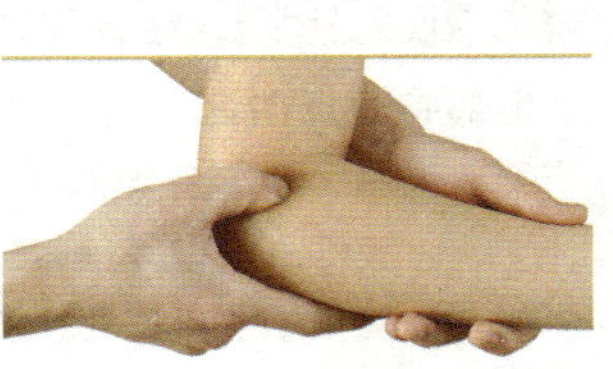

● **取穴定位：** 位于屈曲肘关节，肘横纹的外侧头。

● **按摩方法：** 按摩者左手托住被按摩者手臂，用右手拇指顺时针方向按揉曲池穴2分钟，然后逆时针方向按揉2分钟，左右手交替，以局部感到酸胀为佳。

● **功效主治：** 此穴具有清热和营、降逆活络的作用。多用于治疗颈椎病所致的头痛、头晕，及颈椎疼痛、上肢过电样疼痛、手臂麻木等。

## 6 按揉外关穴

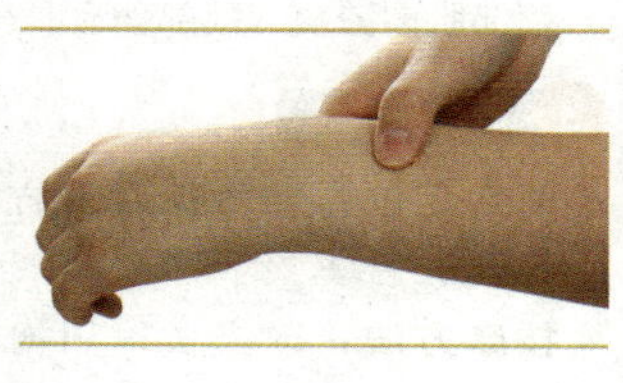

- **取穴定位：** 在手臂的外侧中间，腕关节横纹上约3横指宽处。
- **按摩方法：** 前臂半屈，用一手的拇指尖按于另一手的外关穴，其食指或中指则按着内关穴，向内对按20～30次，以感到酸胀为度。
- **功效主治：** 此穴具有清热解表、通经活络的作用。多用于治疗颈椎病、落枕、偏头痛、肋间神经痛、上肢关节痛、肘部疼痛等。

## 7 掐揉合谷穴

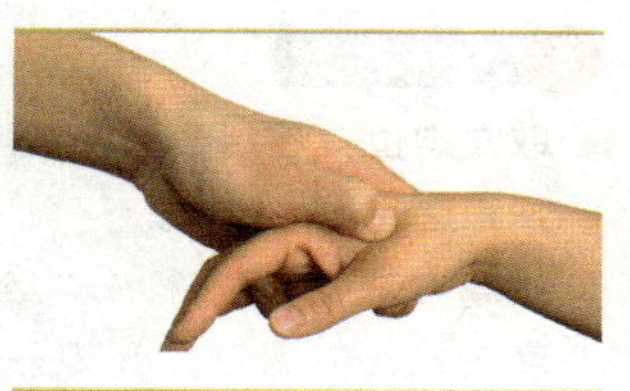

- **取穴定位：** 位于手背部，在拇指与食指的根部交接处，肌肉最高点处。
- **按摩方法：** 按摩者可以用一手拇指指腹掐揉被按摩者合谷穴30次，两手交替，以局部感到酸胀为宜。
- **功效主治：** 此穴具有镇静止痛、通经活络、清热解表的作用。多用于治疗颈椎病、落枕、腕关节痛，以及手臂麻木、疼痛，腰扭伤等。

# 足底反射区按摩

- **足部特效反射区：** 肾、膀胱、输尿管、肺、颈椎、颈项、肩胛骨、大脑、肩、斜方肌、头颈淋巴结、肘、甲状旁腺、肾上腺、胸椎、腰椎、骶椎等反射区。
- 依次食指扣拳法顶压肾、膀胱反射区各50次，以局部胀痛为宜。
- 拇指指腹推压法推按输尿管反射区50次。
- 拇指指腹推压法推按肺反射区50次。
- 食指扣拳法顶压颈椎、颈项、肩胛骨、大脑、肩、斜方肌、头颈淋巴结、甲状旁腺、肘、肾上腺，拇指推按法推按胸椎、腰椎、骶椎反射区各50次。

● 向足跟方向依序拇指指腹推压法推按胸椎、腰椎、骶椎反射区50次。

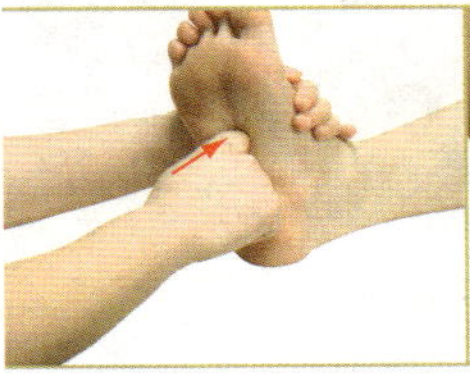

▲ 顶压肾反射区

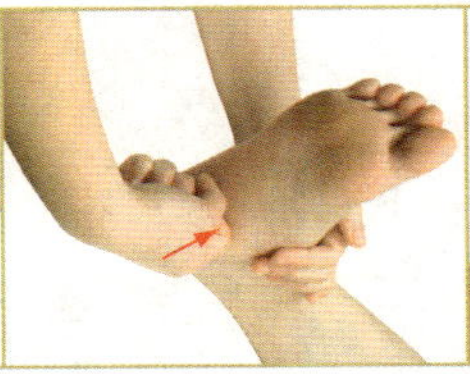

▲ 顶压膀胱反射区

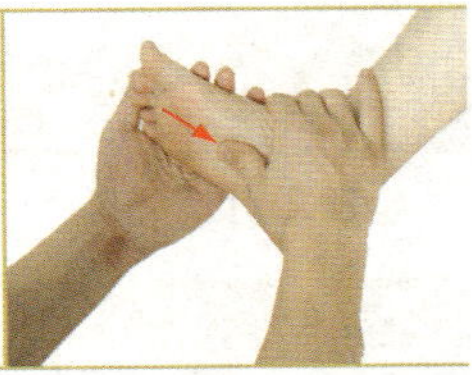

▲ 推按输尿管反射区

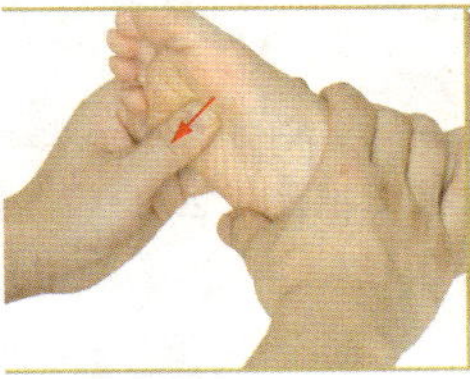

▲ 推按肺反射区

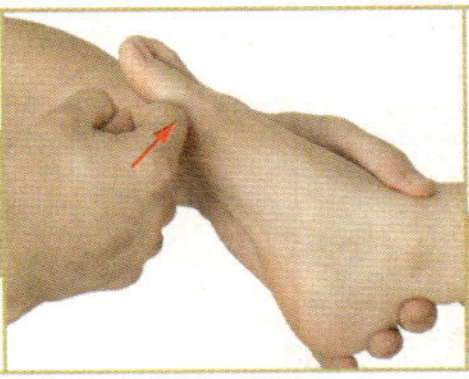

▲ 顶压颈椎反射区

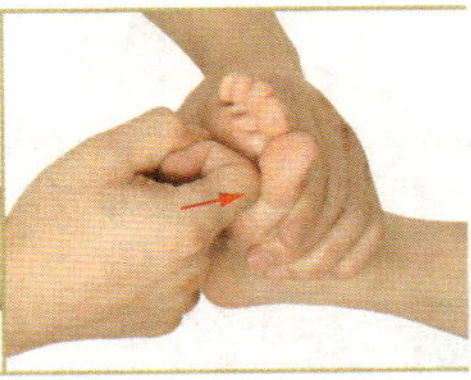

▲ 顶压颈项反射区

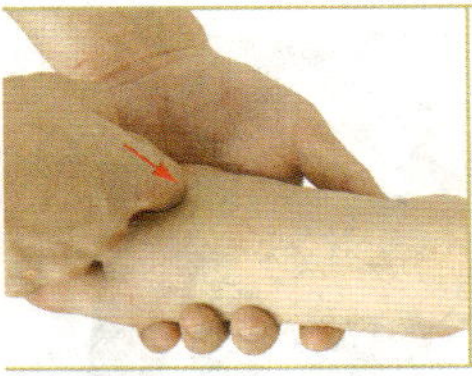

▲ 顶压肩胛骨反射区

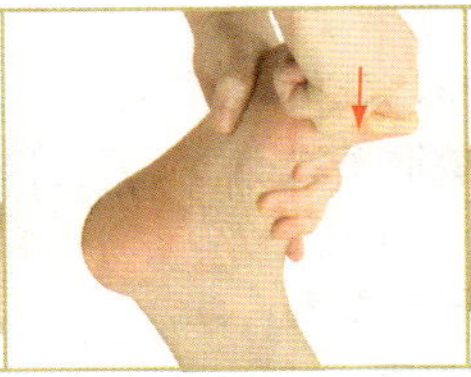

▲ 顶压大脑反射区

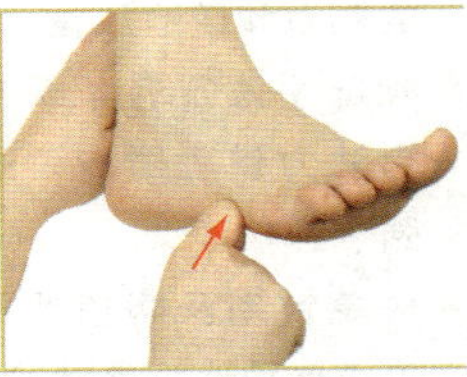

▲ 顶压肩反射区

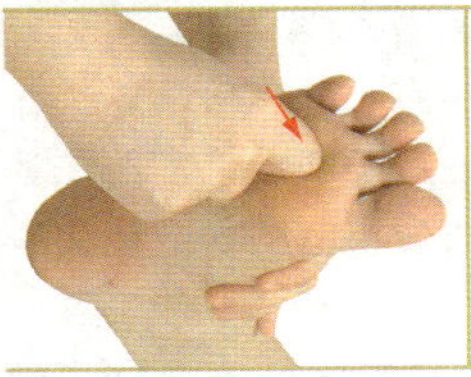

▲ 顶压斜方肌反射区

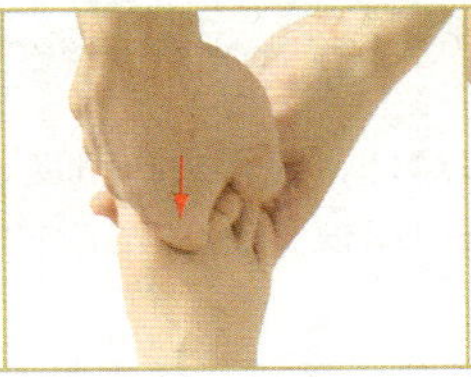

▲ 顶压头颈淋巴结反射区

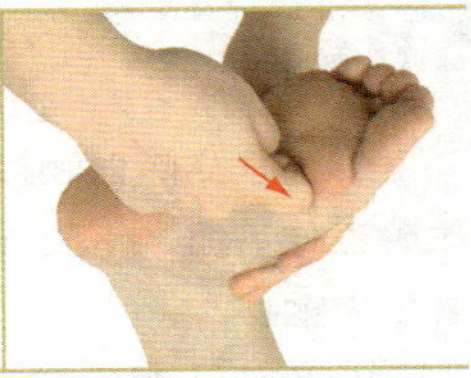

▲ 顶压甲状旁腺反射区

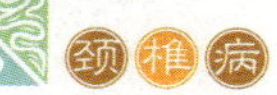

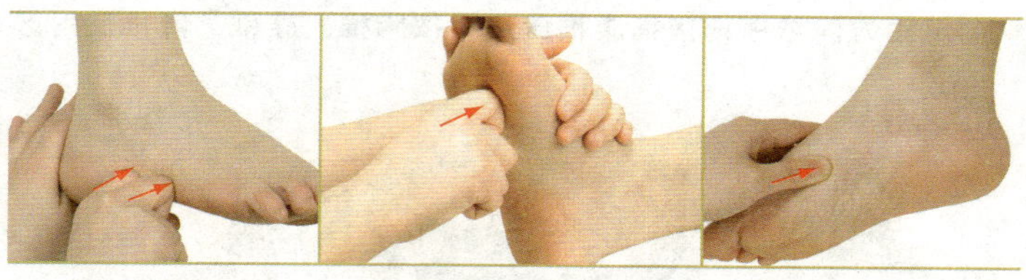

▲顶压肘反射区　▲顶压肾上腺反射区　▲推按胸椎反射区

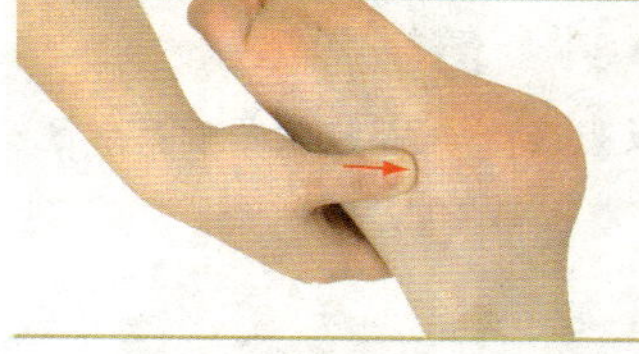

▲推按腰椎反射区

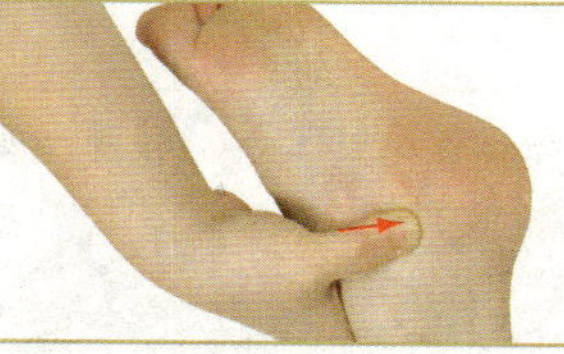

▲推按骶椎反射区

## 按摩时的注意事项

- 对于脊髓型、椎动脉型慎用颈部扳法，以免造成对脊髓、椎动脉的刺激和压迫加重。
- 颈部手法宜轻柔缓和，忌粗暴。点法力量应适当，颈椎扳法不可强求弹响声。
- 对急性期及病情严重的患者，建议去专业医生处就诊治疗。

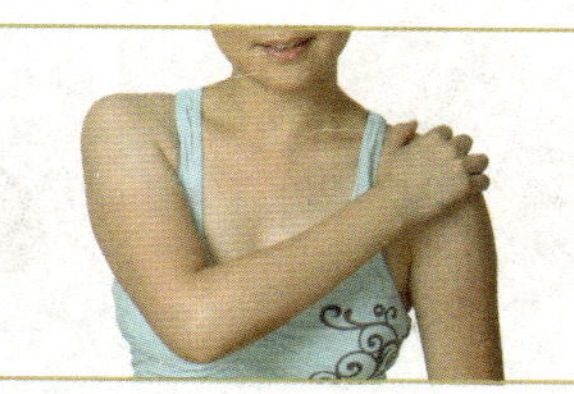

## 日常调理指南

◎颈椎病除自我按摩外，还需每日适度进行颈部锻炼，并注意改善工作习惯，不要长时间低头、伏案工作或使用电脑，避免头顶或手持重物。

◎颈部注意保暖，防止受凉，特别是颈部不要对着窗口、风扇、空调等风口吹；枕头不宜过高，应枕在颈部。

# 落枕

laozhen

落枕是指急性单纯性颈项强痛，运动受到限制的病症，系颈部伤筋。其主要症状表现为颈项疼痛、僵硬，不能自由旋转，头常向患侧歪斜，有的患者可伴有肩胛骨内上角处疼痛。多是由于睡眠姿势不当或受寒所致。

## 特效穴位按摩

### 1 揉捏哑门穴

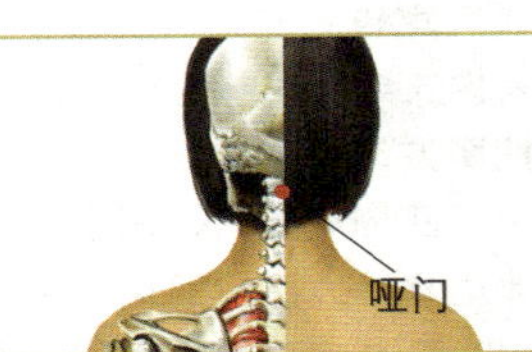


- **取穴定位：** 位于项部，在后发际正中直上0.5寸，第一颈椎下处。
- **按摩方法：** 被按摩者取坐位，按摩者在被按摩者身后，一手扶住被按摩者的前额，另一手用拇指和食指置于被按摩者的哑门穴处，揉捏2分钟左右，以局部有酸胀感为佳。可治疗落枕、颈椎病。

### 2 揉捏风池穴

- **取穴定位：** 在颈后两侧枕骨下方，发际两边大筋外侧的凹陷处。
- **按摩方法：** 被按摩者取坐位，按摩者在被按摩者身后，一手扶住被按摩者的前额，另一手用拇指和食指置于被按摩者的风池穴处，揉捏半分钟左右，以局部有酸胀感为佳。
- **功效主治：** 此穴多用于治疗颈椎病所致的头晕、头胀痛、颈项强痛不适、颈椎活动受限、颈椎怕风怕冷、落枕等。

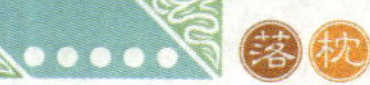



### 3 按压天柱穴

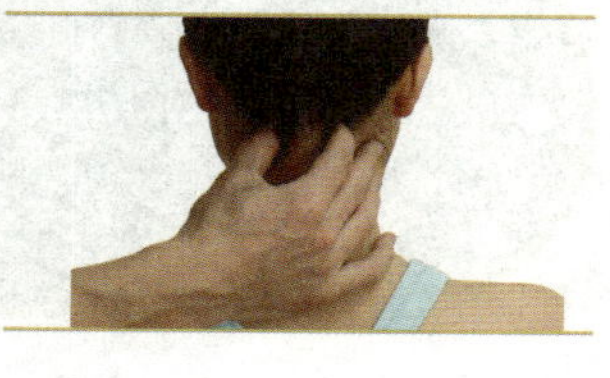

● **取穴定位：**位于颈部，在后发际正中旁开两边大筋外侧的凹陷处。

● **按摩方法：**被按摩者取坐位，按摩者坐于其身后，用拇指、食指同时着力，按压天柱穴约2分钟，以局部有酸胀感为佳。

● **功效主治：**天柱穴是治疗头部、颈部、脊椎以及神经类疾病的首选穴之一。多用于治疗颈椎酸痛、落枕、肩周炎、肩膀肌肉僵硬、酸痛、疼痛、麻痹等。

### 4 揉拿肩井穴

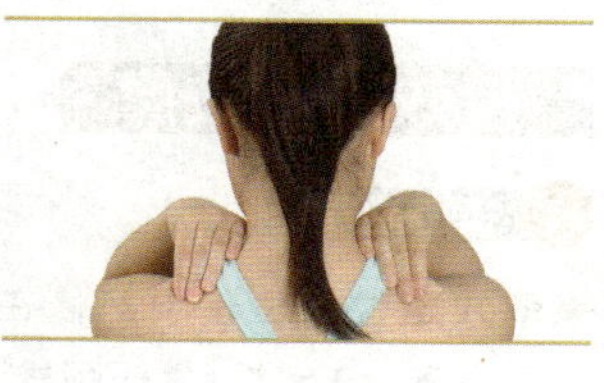

● **取穴定位：**正坐位，位于肩上，在大椎穴与肩峰连线的中点取穴。

● **按摩方法：**取坐位，双手中指分别按于两侧肩井穴，用指力由轻到重地边拿、边提拔肌肉。拿揉的次数和时间以肩、项肌肉放松为度。

● **功效主治：**此穴具有祛风清热、活络消肿的作用。多用于治疗颈椎病、落枕、颈项肌痉挛、头项强痛、颈椎活动受限、肩背部酸痛、肩周炎、肩膀疼痛、中风后遗症、小儿麻痹后遗症等。

### 5 揉按落枕穴

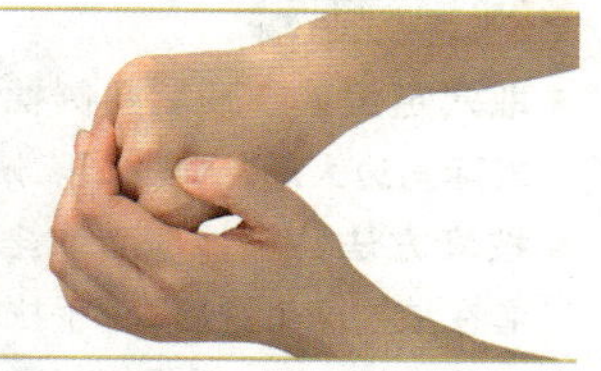

● **取穴定位：**在手背第2、3掌骨间，掌指关节后0.5寸处。

● **按摩方法：**左侧落枕则用右手拇指指尖点按左侧落枕穴2分钟，以感到酸胀为度，同时颈部做各方向稍大幅度活动；右侧则相反。力量由轻渐重，使酸麻肿胀的感觉向上扩散，如感应放射到颈项部则疗效更佳。

● **功效主治：**落枕穴是治疗睡觉时落枕的特效穴位，因而得名为落枕穴。多用于治疗颈部不适、头部旋转困难、颈项强痛等。

## 足底反射区按摩

- **足部特效反射区：** 颈椎、颈项、斜方肌、肩胛骨、头颈淋巴结等反射区。
- 向足跟方向依序拇指指腹推压法推按颈椎反射区30次。
- 食指扣拳顶压颈项、肩胛骨反射区各50次。
- 食指扣拳法顶压肩关节、斜方肌、头颈淋巴结、肘关节反射区各50次。

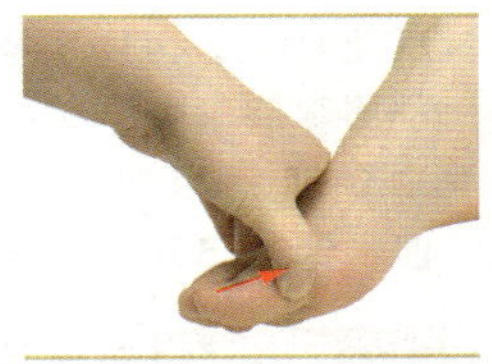

▲ 推按颈椎反射区

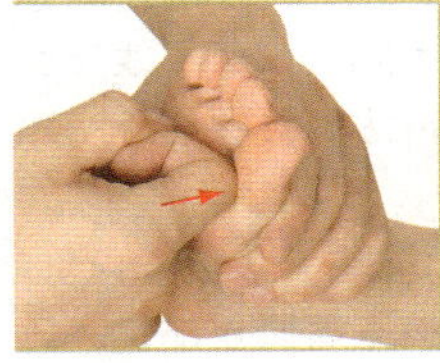

▲ 顶压颈项反射区

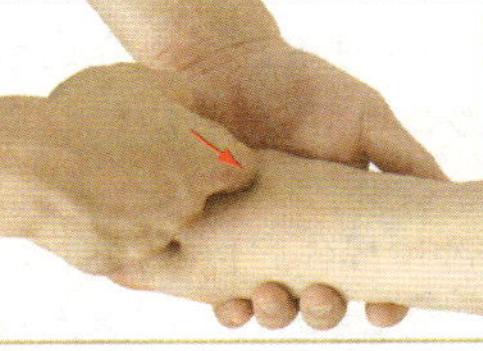

▲ 顶压肩胛骨反射区

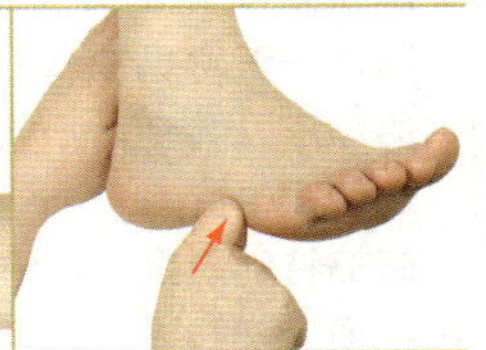

▲ 顶压肩关节反射区

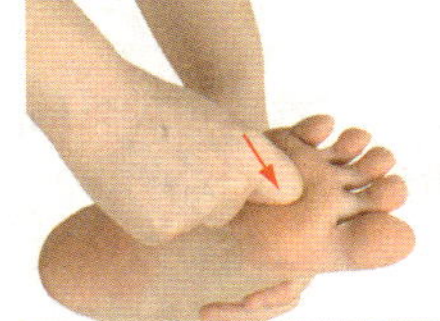

▲ 顶压斜方肌反射区

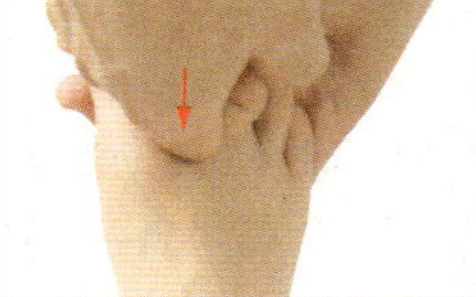

▲ 顶压头颈淋巴结反射区

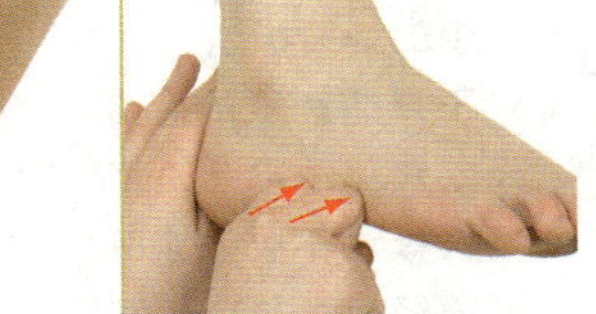

▲ 顶压肘关节反射区

## 其他按摩方法

- **颈椎枕颌牵引法：** 取坐位或卧位，双手或肘窝托住落枕者的枕部与下颌部，沿身体纵轴牵引，持续 1 分钟左右，反复3～5次。

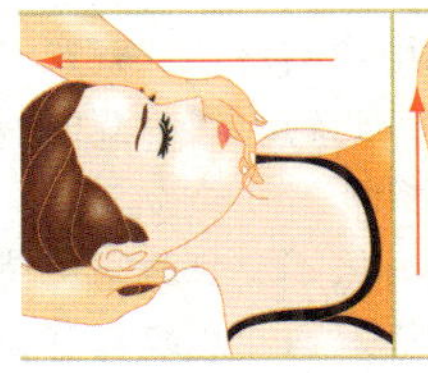

▲ 卧位牵引

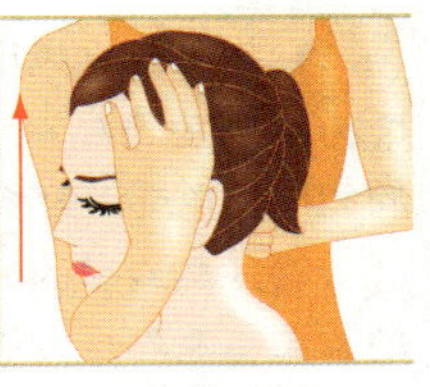

▲ 坐位牵引

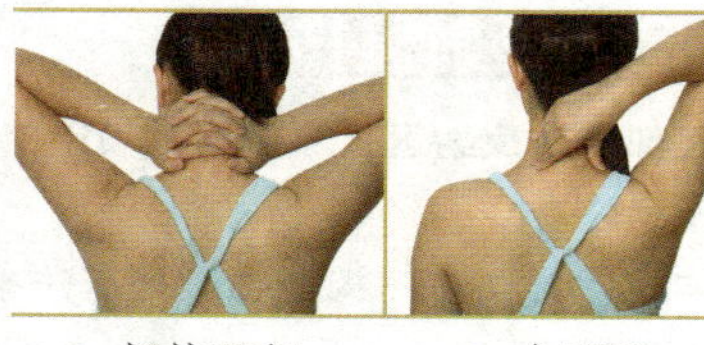
▲ 捏挤颈部　▲ 拿颈肌

- **捏挤颈部**：双手手指交叉，掌根抱住颈部，双掌根相对用力，捏挤颈部，反复10次，再用手掌在患部用掌擦法操作20次。
- **拿颈肌**：用四指反拿颈肌，约3～5分钟，使指力逐渐深透，以颈部胀、热、舒适为度。

## 按摩时的注意事项

- 落枕是项背部劳损的急性发作，按摩步骤与项背部劳损大致相同，一般遵循放松、针对性治疗为顺序施行手法。依面、线、点的顺序，力量由小到大，作用层次由浅到深，达到舒缓筋脉、温通经络的目的。
- 颈部特别紧张时可俯卧位操作，以放松肌肉。
- 在项背部按摩基本程序的基础上，需重点点按压痛明显部位。压痛点多位于肌肉的起止点及颈项部第3条线的脊柱椎间关节部位。
- 若发现压痛点同一平面的颈椎棘突偏歪或颈椎两侧不对称，可试用颈部旋转扳法。
- 对于疼痛严重的患者，点按远端穴位尤其重要，可选取肩胛骨的天宗穴及手背上的落枕穴，同时应主动活动颈部。
- 颈椎扳法不可强求弹响声。颈肩部点法不宜过重，以免导致颈交感神经功能紊乱，发生晕厥。

## 日常调理指南

◎如果想有效地预防落枕，就要保持正确的睡眠姿势，应以仰卧为主，左、右侧卧为辅。同时要求枕头的高度应与一侧颈根部到同侧肩部宽度大致相同。

◎注意看书的时候不要长时间保持同一个姿势，每天做头颈部的俯仰、左右旋转等运动，能起到舒筋活络、增强颈部肌肉力量的作用，减少落枕的发病概率。

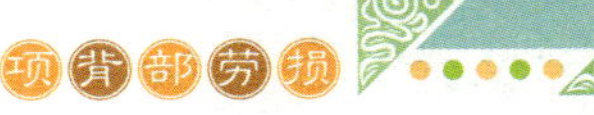

# 项背部劳损

xiangbeibulaosun

劳损部位软组织由于局部张力增大而出现微小创伤，导致充血、组织液渗出、代谢产物堆积，刺激局部感觉神经而出现疼痛，是无菌性炎症。一段时间后，由于人体自身的恢复功能，局部会出现粘连或形成瘢痕。

## 特效穴位按摩

### 1 揉捏风池穴

- **取穴定位：**在颈后两侧枕骨下方，发际两边大筋外侧的凹陷处。
- **按摩方法：**被按摩者取坐位，按摩者站在被按摩者的身后，一只手扶住被按摩者的前额，另一只手用拇指和食指置于被按摩者的风池穴处，揉捏半分钟左右，以局部有酸胀感为佳。
- **功效主治：**此穴具有平肝息风、祛风解毒、通利官窍的作用。多用于治疗颈部不适所致的头晕、头胀痛、颈项强痛不适。

### 2 按压天容穴

- **取穴定位：**位于颈外侧部，在下颌角的后方，胸锁乳突肌前缘的凹陷中。
- **按摩方法：**以双手拇指指腹或指节向下绕圈按压该穴2分钟，至局部有酸胀感。
- **按摩方法：**此穴具有清热利咽、消肿降逆的作用。常用于治疗颈部疾病，如颈部僵硬与酸痛、落枕及转动困难等。

天容

## 3 按揉大椎穴

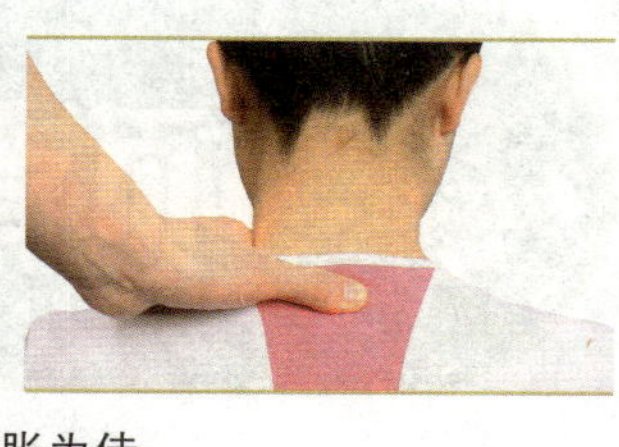

● **取穴定位**：位于颈椎根部，在第7颈椎下缘，鼓起最明显骨头的下缘。

● **按摩方法**：被按摩者取坐位、低头，按摩者站于其身后，用大拇指顺时针方向按揉大椎穴约2分钟，然后逆时针按揉约2分钟，以局部感到酸胀为佳。

● **功效主治**：此穴具有清热解表、益气壮阳、舒筋活络的作用。多用于治疗幼儿体质虚弱、颈酸痛、项强、肩背痛、腰脊强、角弓反张、肩部酸痛、手臂疼痛、手臂麻痹等。

## 4 按揉夹脊穴

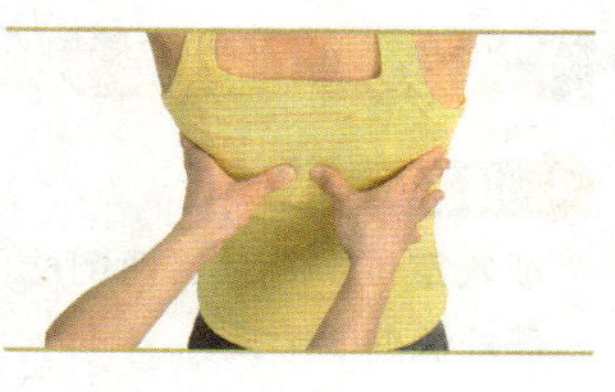

● **取穴定位**：在腰背部，第1胸椎至第5腰椎两侧，后正中线旁开0.5寸，一侧17穴。

● **按摩方法**：被按摩者俯卧，按摩者分别用两手拇指同时按揉夹脊穴各约30秒。

● **功效主治**：经常按摩此穴可以调节胸椎、腰椎与周围软组织的关系，对脊椎之间的对合关系紊乱也有不可忽视的调节作用，可治疗相应的疾病。

## 5 按揉大杼穴

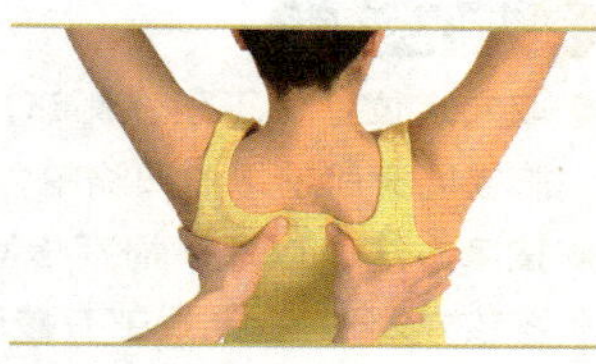

● **取穴定位**：位于肩胛内侧，在第1胸椎棘突下旁开2横指宽处。

● **按摩方法**：被按摩者取坐位或俯卧位，按摩者双手拇指顺时针方向按揉该穴约2分钟，以局部发热为度。

● **功效主治**：此穴具有强筋骨、清邪热的作用。多用于治疗肩部酸痛、颈椎痛、腰背肌痉挛、膝关节骨质增生等。

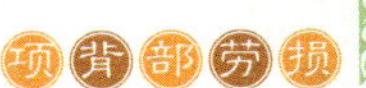

## 6 按揉身柱穴

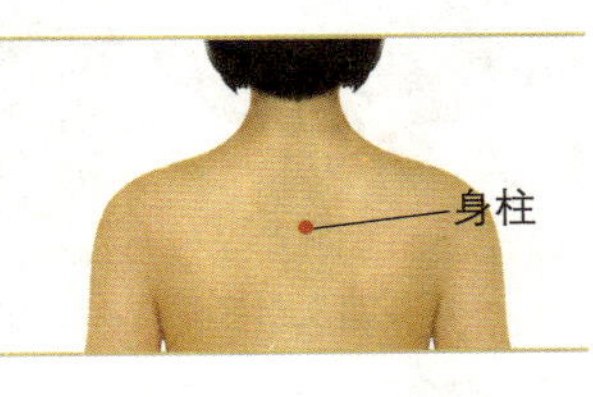


- **取穴定位：** 位于背部，在后正中线上，第3胸椎棘突下的凹陷中。
- **按摩方法：** 被按摩者取坐位或俯卧位，按摩者双手拇指顺时针方向按揉该穴约2分钟，以局部发热为度。
- **功效主治：** 本穴属督脉，其循行的物质为神道穴传来的阳气，至本穴后，此气因受体内外传之热而进一步胀散，胀散之气充斥穴内并快速循督脉传送使督脉的经脉通道充胀，如皮球充气而坚，如受重负一般。按摩此穴可改善其所致的颈背僵硬、腰脊强痛等症。

# 足底反射区按摩

- **足部特效反射区：** 颈项、颈椎、胸椎、肝、肩、肩胛骨、斜方肌、头颈淋巴结、胸部淋巴结、下身淋巴结等反射区。
- 食指扣拳法顶压颈项、颈椎、胸椎、肝反射区各50次。
- 食指扣拳法顶压肩、肩胛骨、斜方肌反射区各50次。
- 食指扣拳法顶压头颈淋巴结、胸部淋巴结、下身淋巴结反射区各50次。

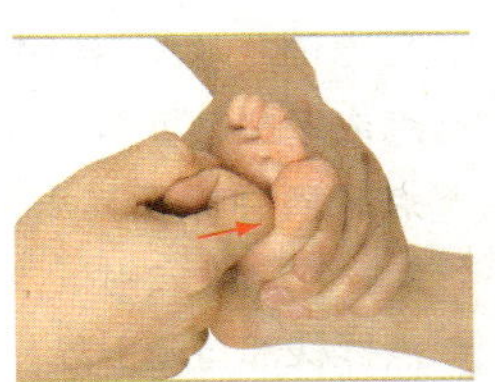
▲ 顶压颈项反射区

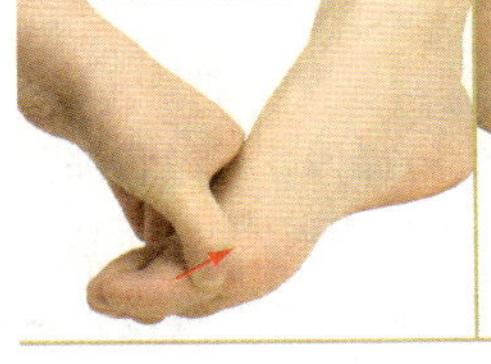
▲ 顶压颈椎反射区

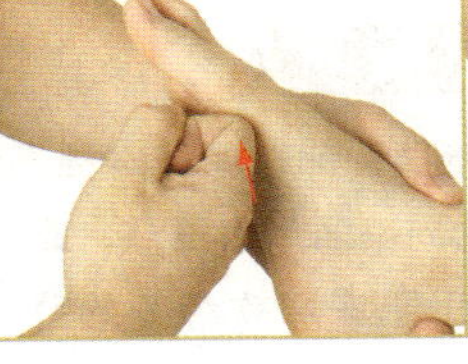
▲ 顶压胸椎反射区

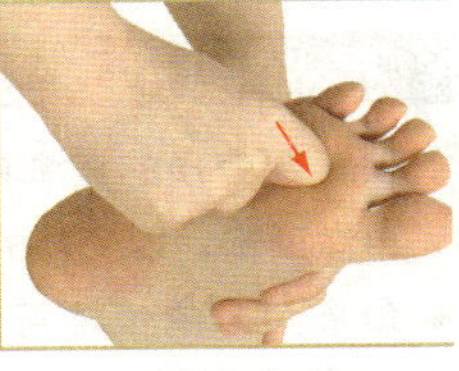
▲ 顶压肝反射区

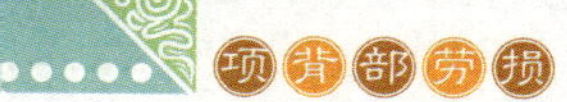

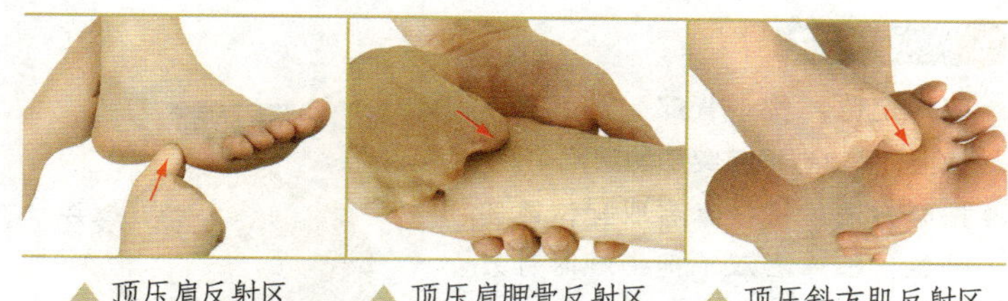

▲ 顶压肩反射区 ▲ 顶压肩胛骨反射区 ▲ 顶压斜方肌反射区

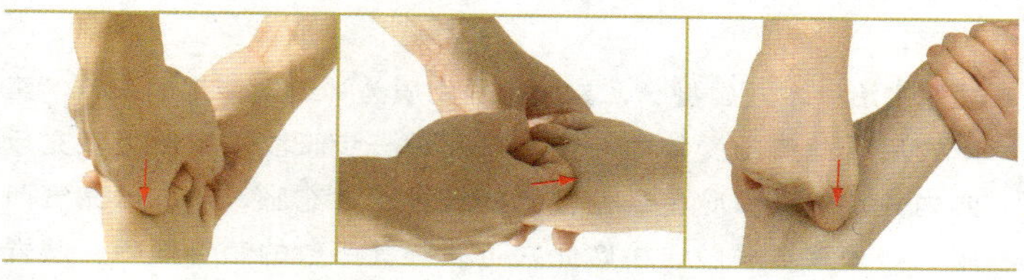

▲ 顶压头颈淋巴结反射区 ▲ 顶压胸部淋巴结反射区 ▲ 顶压下身淋巴结反射区

## 其他按摩方法

- **背部掌揉法：**手掌在背部从上而下揉3遍，放松背部软组织。
- **拇指揉背部7条线：**背部正中1条，两侧各3条。拇指揉可先健侧后患侧，从第1条线到第4条线依次进行。每条线从上而下，有痛点或摩擦感可稍用力。
- **点揉肩胛骨及其周围：**在肩胛骨内缘及上角处以拇指拨揉3～5次；在肩井穴附近找到肌肉的缝隙拨揉3～5次。
- **点揉枕部与颈上段：**在第2个颈椎棘突旁找到痛点，用点揉或拨法3～5次；在第5颈椎棘突旁找到痛点，用点揉或拨法3～5次。

## 按摩时的注意事项

- 项背部劳损的按摩依项背部按摩基本程序进行操作，先做背部，再做项部；以劳损的局部痛点为重点，此处力量应稍大。
- 颈椎关节的扳法可用于深层软组织的劳损，以轻柔力量进行操作。正规的治疗建议寻求专业医师。

# 肩周炎

jianzhouyan

肩周炎全称为肩关节周围炎，是关节囊和关节周围软组织的一种迟退性、炎症性疾病，其炎症属无菌性炎症。肩部疼痛后向颈、肘部放射，也可呈肩部广泛性、静止性痛。症状主要表现为劳累后出现肩关节周围疼痛，逐渐出现不能后展、无法上举梳头等症状。

## 特效穴位按摩

### 1 拿按肩髃穴

- **取穴定位：** 平举上臂时，在肩峰前的凹陷处。
- **按摩方法：** 取坐位，用食指按于肩髃穴，拇指按在肩前，边拿边按30～50次。
- **功效主治：** 此穴具有通经活络、疏散风热的作用。多用于治疗颈椎病、肩周炎、肩胛痛、臂痛、上肢瘫痪、肩臂风湿痛等。

### 2 按揉肩前穴

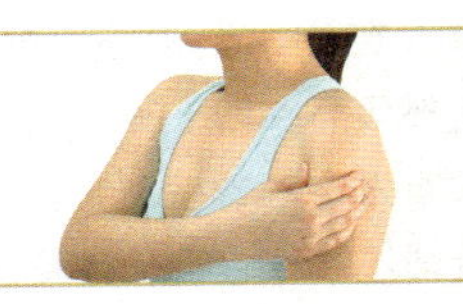

- **取穴定位：** 位于肩部，正坐垂臂，在腋前皱襞顶端与肩髃穴连线的中点处。
- **按摩方法：** 用拇指螺纹面按揉患侧肩前穴2分钟，指下要实，力度适中，不可用蛮劲。以局部有酸胀感或酸痛感为度。
- **功效主治：** 此穴具有通行气血、疏通经络的作用，多用于治疗肩臂痛、臂不能举、上肢瘫痪、肩周炎、肩臂内侧痛等。

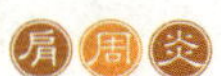

## 3 按揉肩贞穴

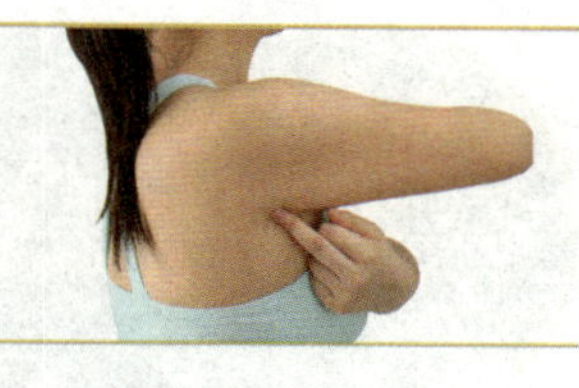

- **取穴定位：** 臂内收，在腋后皱襞上1寸处。
- **按摩方法：** 取坐位，中指指端按于肩贞穴，顺时针方向按揉2分钟，力度适中，以局部有明显酸胀或酸痛感为佳。

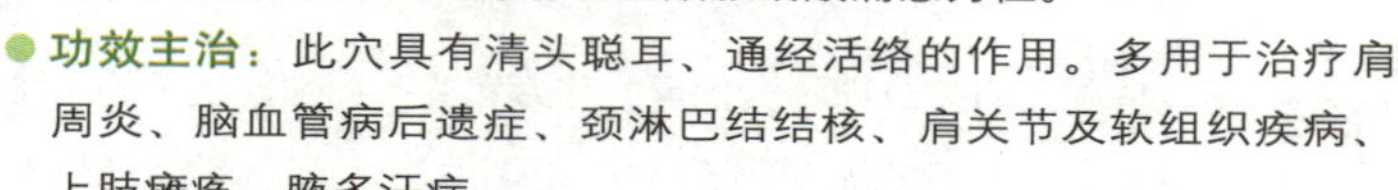

- **功效主治：** 此穴具有清头聪耳、通经活络的作用。多用于治疗肩周炎、脑血管病后遗症、颈淋巴结结核、肩关节及软组织疾病、上肢瘫痪、腋多汗症。

## 4 按揉肩井穴

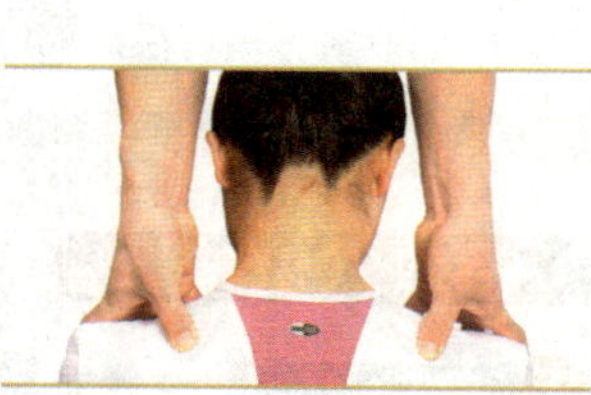

- **取穴定位：** 在后颈根部第7颈椎与肩峰之间的中点处。
- **按摩方法：** 被按摩者取坐位，按摩者用双手拇指按压肩井穴约1分钟，然后按揉约2分钟，以局部感到酸胀为佳。

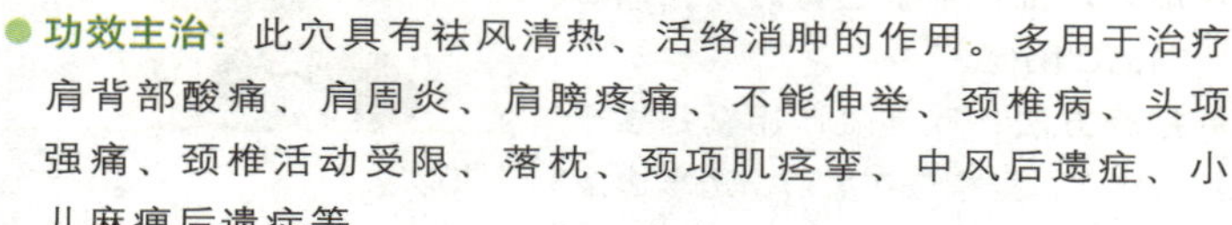

- **功效主治：** 此穴具有祛风清热、活络消肿的作用。多用于治疗肩背部酸痛、肩周炎、肩膀疼痛、不能伸举、颈椎病、头项强痛、颈椎活动受限、落枕、颈项肌痉挛、中风后遗症、小儿麻痹后遗症等。

## 5 按揉肩髎穴

- **取穴定位：** 上臂外展90°时，在肩部最高点后下缘的凹陷处。
- **按摩方法：** 被按摩者取坐位，按摩者站于被按摩者肩膀疼痛一侧，大拇指顺时针方向按揉肩髎穴约2分钟，然后逆时针方向按揉约2分钟，以局部感到酸胀为佳。
- **功效主治：** 此穴具有祛风湿、通经络的作用。多用于治疗肩周炎、肩膀疼痛、不能伸举、肩部肌肉萎缩。

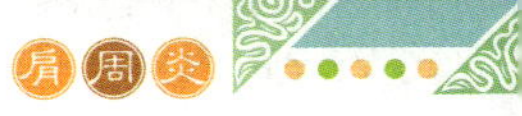


## 6 按揉极泉穴

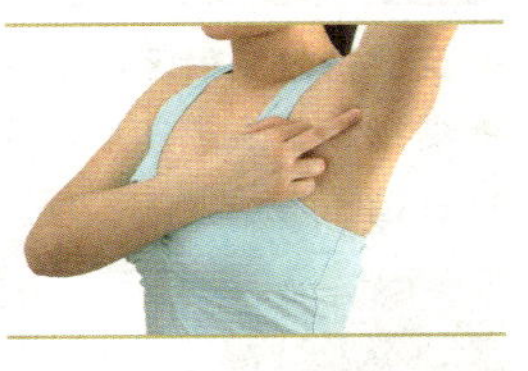

- **取穴定位：** 举臂开腋，在腋窝中间取穴。
- **按摩方法：** 取坐位，上肢略外展，用左手或右手中指螺纹面按于对侧极泉穴，用力按揉2分钟，以局部有酸胀感或电麻感向指端放射为佳。
- **功效主治：** 此穴具有散风活络、行气活血的作用。多用于治疗肩关节疼痛、肿胀，肩周炎，肩关节僵直，肘臂不能举动，上肢麻木、疼痛等。

## 7 按揉天宗穴

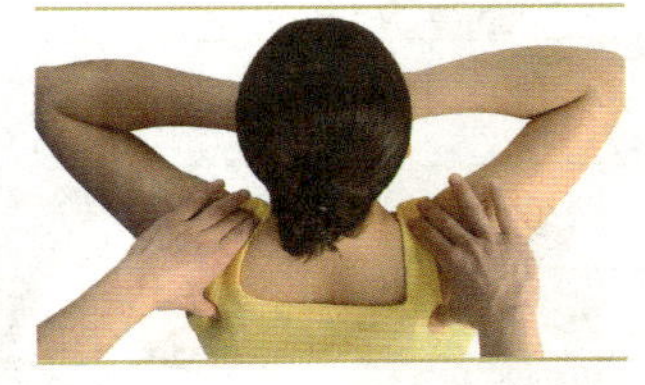

- **取穴定位：** 两手食指、中指、无名指、小指搭在被按摩者肩膀上，拇指自然向下，拇指指端所指部位即是该穴位。
- **按摩方法：** 被按摩者取坐位或俯卧，按摩者两手拇指先顺时针方向轻轻按揉天宗穴1分钟，然后逆时针方向按揉1分钟。
- **功效主治：** 此穴具有舒筋活络、理气消肿的作用。多用于治疗颈椎病颈部僵痛、颈项颊颔肿痛、肩胛部疼痛、肩周炎、肩背软组织损伤、肩关节疼痛、肘臂外后侧痛、上肢不举等。

## 8 按揉曲池穴

- **取穴定位：** 屈曲肘关节，在肘横纹的外侧头。
- **按摩方法：** 按摩者左手托住被按摩者手臂，用右手拇指顺时针方向按揉曲池穴2分钟，然后逆时针方向按揉2分钟，左右手交替，以局部感到酸胀为佳。
- **功效主治：** 此穴具有清热和营、降逆活络的作用。多用于治疗颈椎疼痛、肩周炎、上肢过电样疼痛、手臂麻木、肘关节炎、急性脑血管病后遗症等。

## 足底反射区按摩

- **足部特效反射区**：肩胛骨、斜方肌、颈项、肘关节、颈椎、胸椎反射区。
- 食指扣拳法顶压肩胛骨、斜方肌反射区各50次。
- 食指扣拳法顶压颈项、肘关节、颈椎、胸椎反射区各50次。

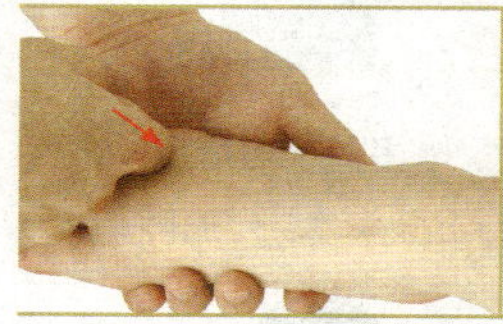
▲ 顶压肩胛骨反射区

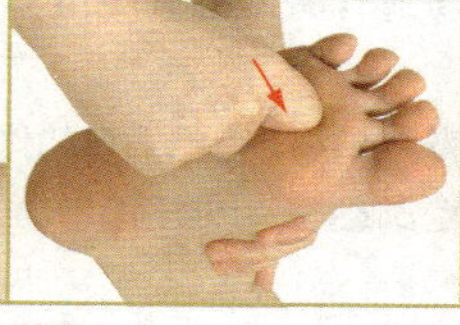
▲ 顶压斜方肌反射区

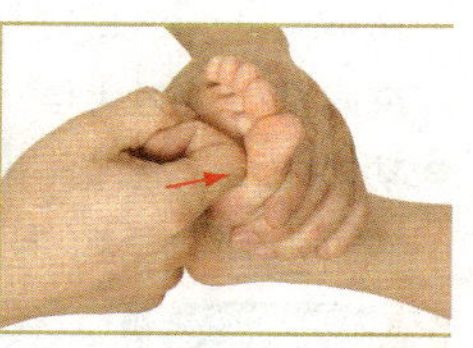
▲ 顶压颈项反射区

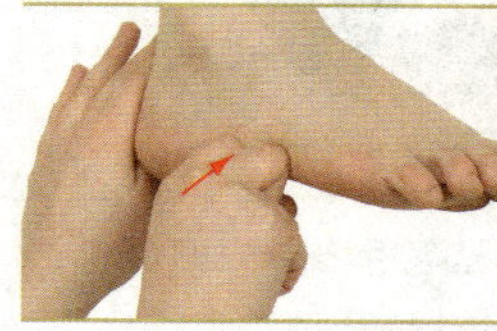
▲ 顶压肘关节反射区

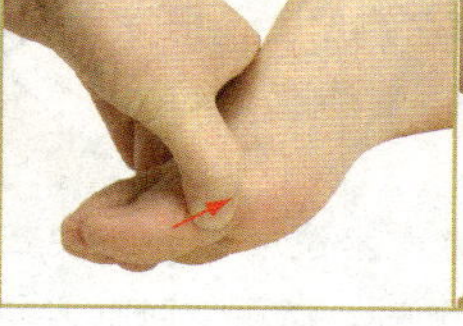
▲ 顶压颈椎反射区

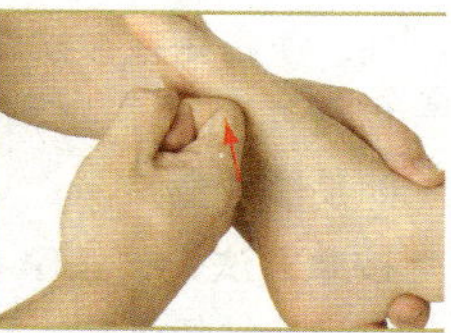
▲ 顶压胸椎反射区

## 日常调理指南

◎红花油有活血化瘀、疏经通络、止痛的功效，肩膀疼痛的时候外搽红花油，然后揉摩肩膀，可缓解疼痛。

◎肩周炎食疗法：川乌薏为粥：生川乌末12克、薏米30克，将薏米和川乌一同加水煮粥，先用大火煮沸，再改用小火慢慢煨成稀粥，加入姜汁5毫升，蜂蜜10毫升，搅匀，空腹温热服下，每日1剂；黄花山药莲子粥：黄花、莲子肉、山药各100克，共煮成粥，空腹食用。

◎治疗期间，免提重物，注意局部保暖。局部可配合热敷，每天1次，每次10分钟。水温不要过高，以免烫伤。

◎肩周炎治疗过程，有“三分治，七分练”之说，所以每日宜自我锻炼10分钟，方法有“蝎子爬墙”、背后拉手。

# 肩部肌肉劳损

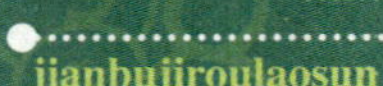


肩部肌肉劳损主要出现在肩部的后方区域，特别是肩胛骨的后方及外侧的肌肉更容易出现劳损。长期使用鼠标或以手指击打键盘，肩部后方及上肢后方的肌肉长时间处于紧张状态，局部血管痉挛，血液供应差，代谢产物堆积在局部，产生局部的无菌性炎症及疼痛，再加上空调环境、受风、受寒会更加重局部的肌肉痉挛与疼痛。

## 特效穴位按摩

### 1 按摩巨骨穴

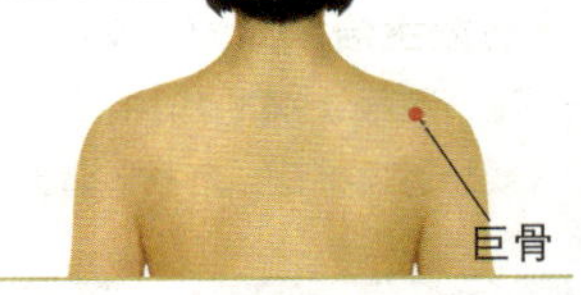


- **取穴定位**：位于肩部，在锁骨肩峰端(肩部高骨)与肩胛岗之间的凹陷处。
- **按摩方法**：一手五指放在患侧肩前部，食指指端按住巨骨穴，一按一松，约按摩1分钟，至局部有发热感。
- **功效主治**：此穴具有化瘀散结、通络止痛的作用。多用于治疗肩胛疼痛、腋下痛、肩部肌肉酸痛僵硬及瘀青等。

### 2 揉拨肩中俞

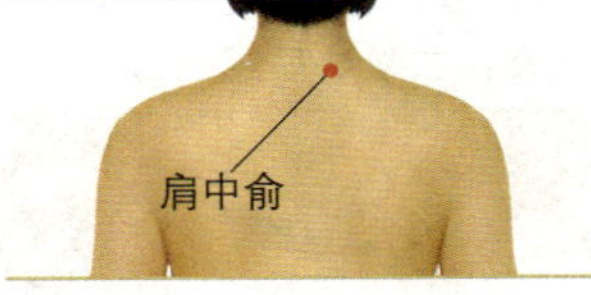


- **取穴定位**：位于背部，在第7颈椎棘突下，旁开2寸处。
- **按摩方法**：被按摩者取坐位，按摩者站于一侧。一只手扶前额，另一只手拇指的指腹揉拨肩中俞穴，反复操作1～2分钟，然后换一侧。拨揉时被按摩者向后侧仰头。可缓解肩部肌肉酸痛。

### 3 按揉肩贞穴

- **取穴定位：** 在肩关节后下方，手臂内收时，腋后纹头上1大拇指宽处。
- **按摩方法：** 被按摩者取坐位，按摩者站于被按摩者肩膀疼痛一侧，大拇指顺时针方向按揉肩贞穴约2分钟，然后逆时针方向按揉约2分钟，以局部感到酸胀为佳。
- **功效主治：** 此穴具有清头聪耳、通经活络的作用。多用于治疗肩周炎、肩膀疼痛、肩膀不能伸举、肩部肌肉萎缩、肩部肌肉劳损等。

### 4 按揉天髎穴

- **取穴定位：** 在肩胛部，肩井穴与曲垣穴的中间，当肩胛骨上角处。

天髎穴

- **按摩方法：** 被按摩者取坐位，按摩者用双手拇指指腹向下按压，并做圈状按摩，至局部有发热感。
- **功效主治：** 此穴为交会穴之一，手足少阳、阳维之会。具有祛风除湿、通经止痛的作用。经常按摩此穴可改善颈项强痛、缺盆中痛、肩臂痛、颈椎病、落枕、岗上肌腱炎、肩背部疼痛。

## 足底反射区按摩

- **足部特效反射区：** 肩、肩胛骨、斜方肌、颈项、肘关节、颈椎、胸椎、肝、脾、肺、颈部淋巴结等反射区。
- 食指扣拳法顶压肩、肩胛骨、斜方肌反射区各50次。
- 食指扣拳法（或拇指推按法）顶压（或推按）颈项、肘、颈椎、胸椎、肝、脾、肺反射区各50次。
- 食指扣拳法顶压颈部淋巴结反射区50次。

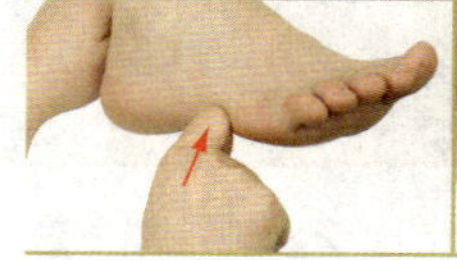

▲ 顶压肩反射区

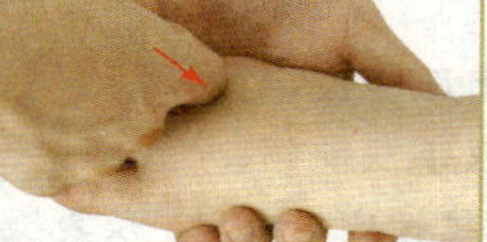

▲ 顶压肩胛骨反射区

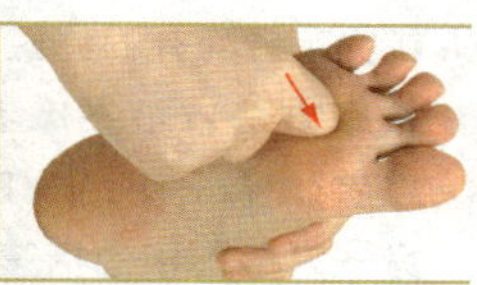

▲ 顶压斜方肌反射区

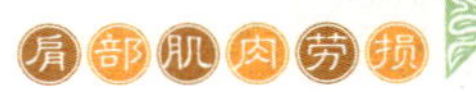

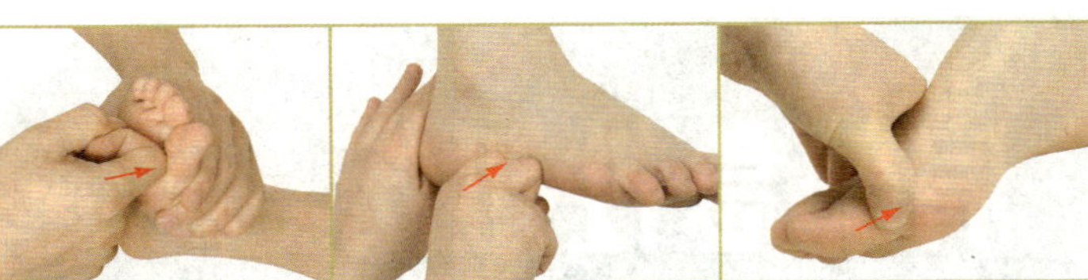

▲ 顶压颈项反射区　▲ 顶压肘关节反射区　▲ 推按颈椎反射区

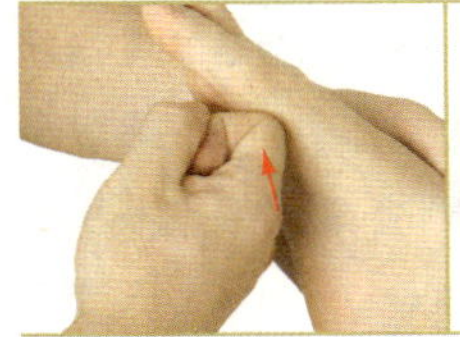

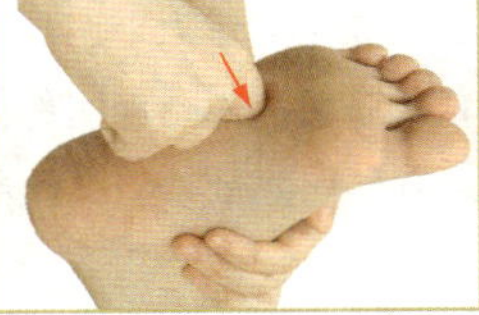

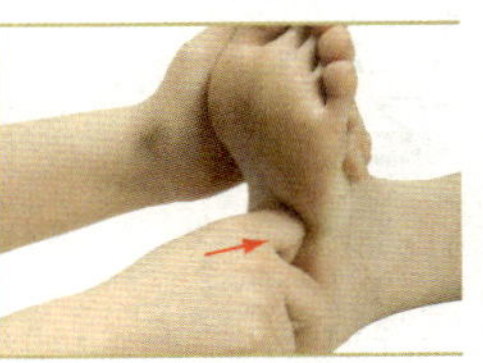

▲ 顶压胸椎反射区　▲ 顶压肝反射区　▲ 顶压脾反射区

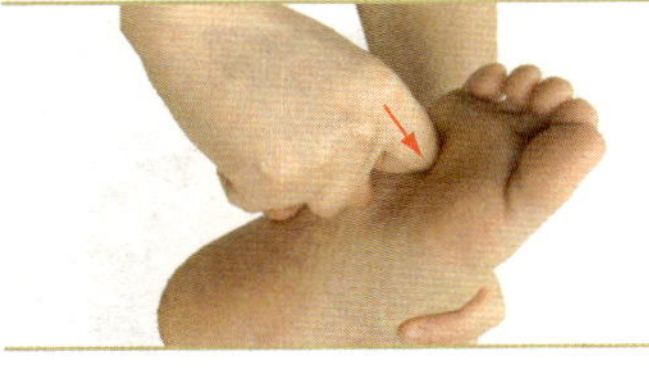

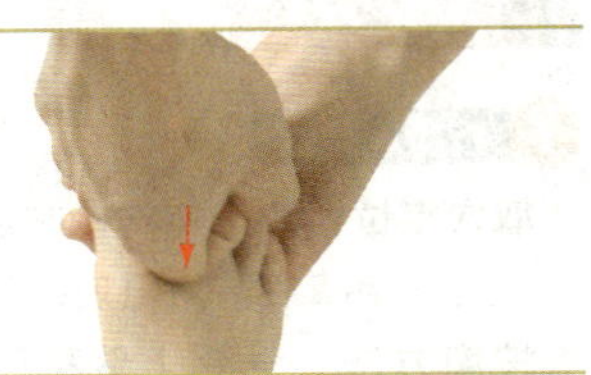

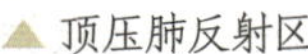

▲ 顶压肺反射区　▲ 顶压颈部淋巴结反射区

## 其他按摩方法

- **掌揉肩部后方：** 掌揉肩部后方肌肉5～10分钟，肩胛骨后方及外侧有肌肉处要重点按揉。
- **点揉肩胛骨后方及外侧：** 拇指从肩胛骨后方的内侧开始点揉，逐渐移至肩胛骨后方的外侧，逐一寻找压痛点。多数患者在天宗穴部位酸痛明显。由于此处肌肉薄，较为敏感，点揉手法不能太重。顺肩胛骨的外侧缘也可找到压痛点，力量可稍重。
- **拿肩部：** 取坐位，双手拿揉一侧肩部5分钟，至肩部有发热感，然后换一肩做同样的动作，注意在拿揉时应进一步放松肌肉，使局部感觉舒适。

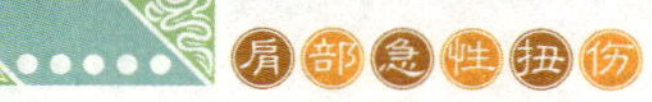


# 肩部急性扭伤

jianbujixingniushang

运动肩部时，因不协调或用力过大，出现肩部的疼痛，肩部活动时疼痛出现或加重，是为肩部急性扭伤。肩部急性损伤多发生在肌肉的两端，即肌腱部分。肩部常见的急性损伤有肱二头肌长头肌腱腱鞘炎和岗上肌肌腱炎。

## 特效穴位按摩

### 1 按揉肩髎穴

肩髎穴

- **取穴定位：**位于肩部，在肩关节外展时于肩峰后下方呈现凹陷处。
- **按摩方法：**一手上臂稍微外展，另一手张掌放在患侧肩部，拇指按住肩髎穴，做按揉活动或尽量摇动肩关节，约1分钟。
- **功效主治：**此穴属手少阳三焦经，具有祛风湿、通经络的作用。

### 2 按揉肩贞穴

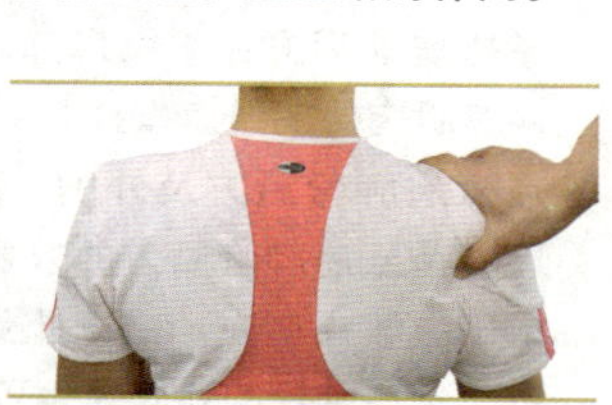

- **取穴定位：**位于肩关节后下方，手臂内收时，在腋后纹头上1大拇指宽处。
- **按摩方法：**被按摩者取坐位，按摩者站于被按摩者肩膀疼痛一侧，大拇指顺时针方向按揉肩贞穴约2分钟，然后逆时针方向按揉约2分钟，以局部感到酸胀为佳。
- **功效主治：**此穴多用于治疗肩周炎、肩膀疼痛、肩膀不能伸等病。

## 3 按压肩髃穴

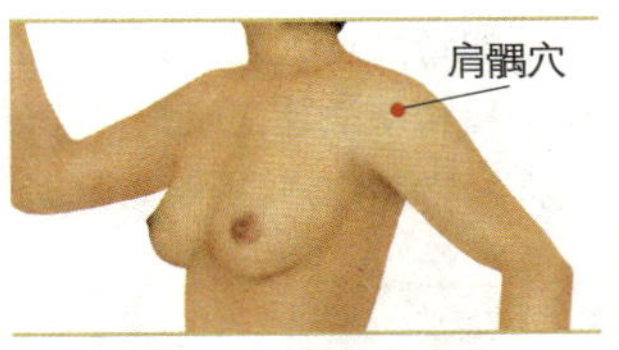


- **取穴定位：**手掌向下，把手臂从侧方上升抬高，在手臂平举的状态下，触摸肩膀前端与手臂根部附近有一凹陷处，此凹点即是肩髃，左右各一。
- **按摩方法：**被按摩者取坐位，按摩者用双手手掌包住肩头，以大拇指指腹按压该穴3分钟，至局部有发热感。
- **功效主治：**此穴具有通经活络、消肿止痛的作用。肩周炎、肩部扭伤的患者，揉压肩髃部位可立刻减缓疼痛、消除红肿。

## 4 按揉臑会穴

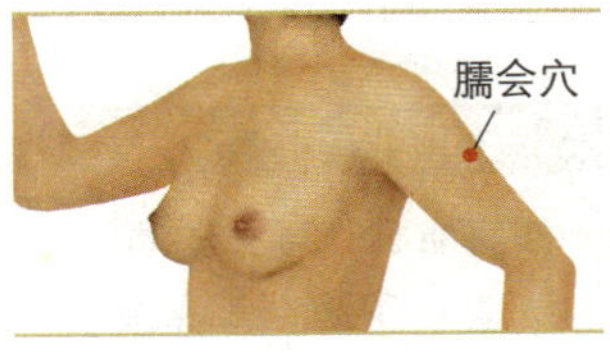


- **取穴定位：**位于臂外侧，在肘尖与肩髃穴的连线上，肩髃穴下3寸，三角肌的后缘。
- **按摩方法：**按摩者左手托住被按摩者手臂，用右手拇指顺时针方向按揉臑会穴2分钟，然后逆时针方向按揉2分钟，左右手交替，以局部感到酸胀为佳。
- **功效主治：**此穴具有化痰散结、通络止痛的作用。

## 5 按摩臂臑穴

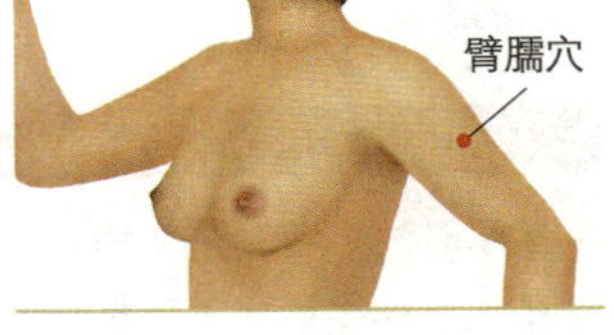


- **取穴定位：**位于臂外侧，三角肌止点处，在曲池与肩髃连线上，曲池上7寸。
- **按摩方法：**一手四指放在患侧上臂外部，拇指按在臂臑穴，上下推擦，约1分钟；或者一手食指按在患侧上臂臂臑穴，中指移放在食指上加压，一按一松，约1分钟。
- **功效主治：**此穴具有清热明目、通经通络作用。

## 足底反射区按摩

- **足部特效反射区：**颈部淋巴结、颈椎、胸椎等反射区。
- 食指扣拳法顶压颈部淋巴结反射区50次。
- 拇指指腹推压法推按颈椎和胸椎反射区各30次。

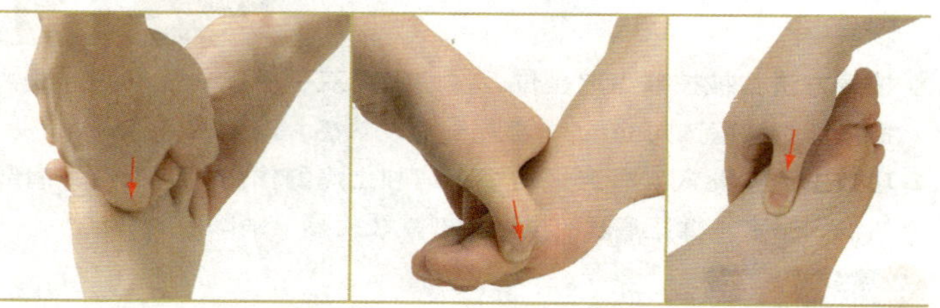

▲ 顶压颈部淋巴结反射区　▲ 推按颈椎反射区　▲ 推按胸椎反射区

## 其他按摩方法

- **拨捋肌腱：**可拨、捋肱二头肌长头肌腱或冈上肌肌腱，具体方法为：垂直于肌腱走向用拨法3～5次；顺肌腱走向用推捋法5～10次。
- **肩关节摇法：**一手点按肱二头肌长头肌腱或冈上肌肌腱有压痛处，一手托住肘部，摇动肩关节。

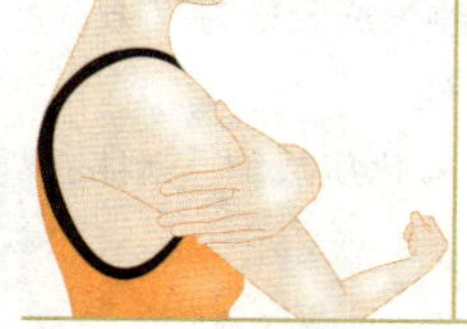

▲ 拨捋肌腱

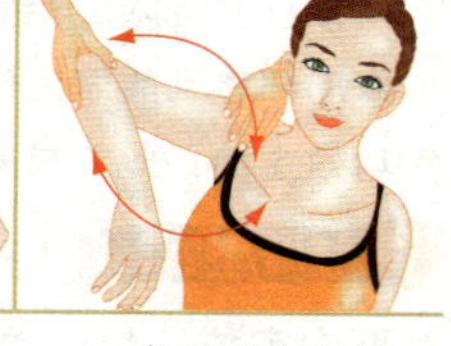

▲ 肩关节摇法

## 按摩时的注意事项

- 按摩时注意不要采用粗暴动作，以免增加损伤程度。
- 在急性期尽量避免直接按摩扭伤处，可在远端进行按摩。
- 对于疼痛剧烈者，按摩时可先配合湿热敷和耳穴按摩法进行治疗，以缓解疼痛和痉挛。

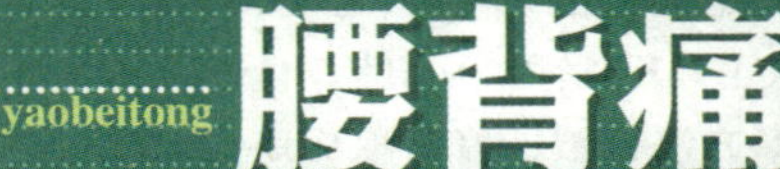

# 腰背痛

yaobeitong

腰背痛是蓝领、白领最常见的疼痛症状之一。长时间维持一个姿势，腰背部的肌肉就会劳损，产生慢性或急性的肌肉炎症，从而出现腰背痛。其主要症状是久坐后或者久站后会有很明显的疼痛感，疼痛严重的不能弯腰捡东西，甚至不敢深呼吸。

## 特效穴位按摩

### 1 按揉心俞穴

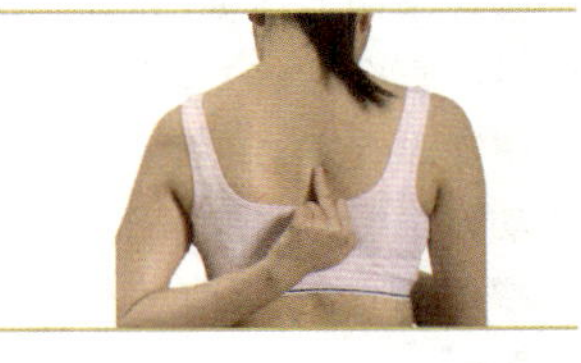

- **取穴定位：** 位于肩胛骨内侧，在第5胸椎下旁开2横指宽处。
- **按摩方法：** 取坐位，用中指指腹按于心俞穴，顺时针方向按揉2分钟，左右手交替。
- **功效主治：** 此穴具有宽胸理气、通络安神、扶正去邪的作用。多用于治疗肋间神经痛、背部软组织损伤、胸背痛等。

### 2 按揉肝俞穴

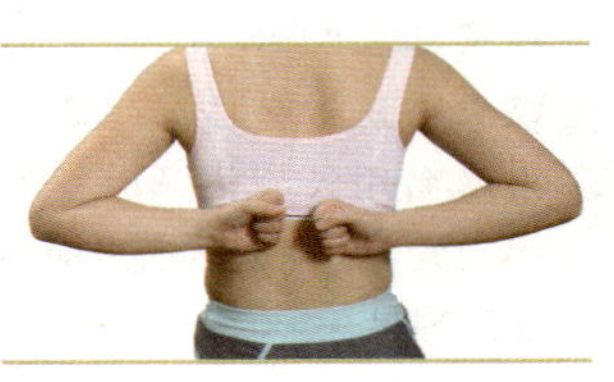

- **取穴定位：** 位于肩胛骨内侧，在第9胸椎下旁开2横指处。
- **按摩方法：** 取坐位，两手握拳，用中指的掌指关节突起部顺时针方向按揉肝俞穴2分钟，以局部产生酸胀感为度。
- **功效主治：** 此穴具有疏肝利胆、通络活血的作用。

## 3 按揉膈俞穴

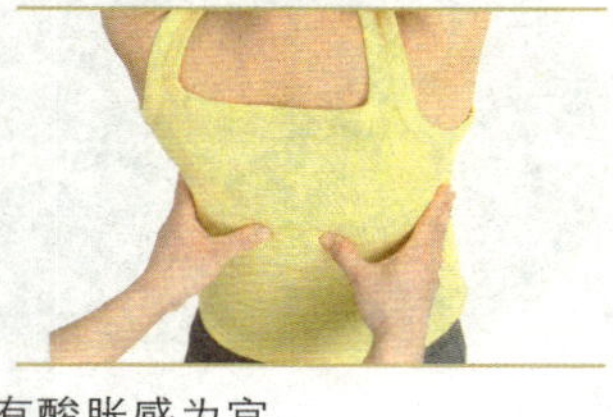

- **取穴定位**：位于背部，在第7胸椎棘突下旁开2横指，平肩胛下角处。
- **按摩方法**：被按摩者取俯卧位，按摩者站于一侧，两手拇指顺时针方向按揉两侧膈俞穴2分钟，再逆时针方向按揉2分钟，以局部按压有酸胀感为宜。
- **功效主治**：此穴具有理气宽胸、活血通脉的作用。多用于治疗背部瘀血疼痛、背部肌肉劳损、慢性出血性疾病等。

## 4 按揉肾俞穴

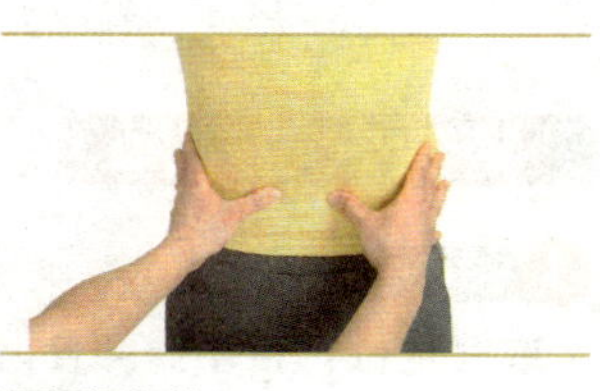

- **取穴定位**：位于腰部，在第2腰椎棘突下旁开2横指宽处，左右各一穴。
- **按摩方法**：被按摩者取俯卧位，按摩者用两手拇指按压肾俞穴1分钟，再顺时针方向按揉1分钟，然后逆时针方向按揉1分钟，以局部感到酸胀为佳。
- **功效主治**：此穴具有益肾助阳、强腰利水的作用。多用于治疗腰酸腿痛、腰肌劳损、腰椎间盘突出症、下肢肿胀、全身疲劳等。

## 5 按揉命门穴

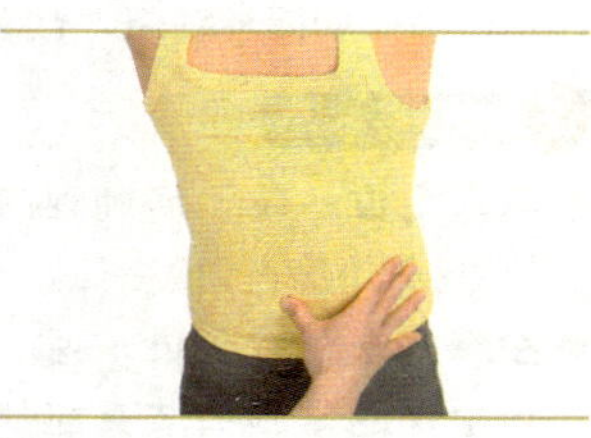

- **取穴定位**：位于腰部，在第2腰椎棘突下缘的凹陷中。
- **按摩方法**：被按摩者取俯卧位，按摩者用大拇指顺时针方向按揉命门穴2分钟，然后逆时针方向按揉2分钟。
- **功效主治**：此穴具有补肾壮阳、增强体质的作用。多用于治疗腰酸腿软、腰肌劳损、腰椎间盘突出症、棘间韧带炎、下肢肿胀等。

## 6 揉擦八髎穴

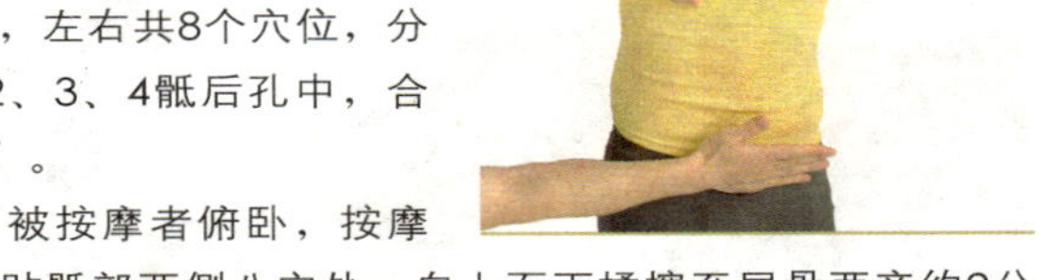

- **取穴定位：** 在骶椎上，分为上、次、中和下，左右共8个穴位，分别在第1、2、3、4骶后孔中，合称“八髎穴”。
- **按摩方法：** 被按摩者俯卧，按摩者用一手紧贴骶部两侧八穴处，自上而下揉擦至尾骨两旁约2分钟。以局部按压有酸胀感为宜。
- **功效主治：** 此穴具有补益下焦、强腰利湿的作用。多用于治疗腰骶部疼痛、腰背痛、腰骶关节炎、膝关节炎、坐骨神经痛、下肢瘫痪、小儿麻痹后遗症等。

## 7 点按委中穴

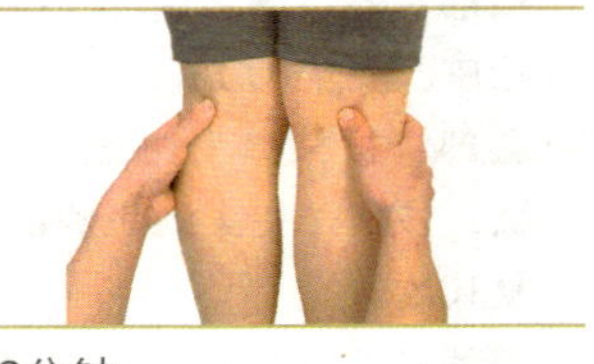

- **取穴定位：** 在膝盖后面，腘窝的正中央处。
- **按摩方法：** 被按摩者取俯卧位，按摩者用食指、拇指或中指点按委中穴10秒，然后放松3秒，反复进行5～8次，然后轻轻揉动委中穴约2分钟。
- **功效主治：** 此穴具有舒筋活络、泄热清暑、凉血解毒的作用。多用于治疗腰背部疼痛、腰酸腿痛、坐骨神经痛、脑血管病后遗症、风湿性膝关节炎、腓肠肌痉挛、下肢肿胀、全身疲劳等。

# 足底反射区按摩

- **足部特效反射区：** 肋骨、胸椎、腰椎、骶椎、尾椎、髋关节、坐骨神经等反射区。
- 拇食指扣拳，顶压胸椎反射区50次
- 向足跟方向依序拇指指腹推压法推按尾椎反射区30次。

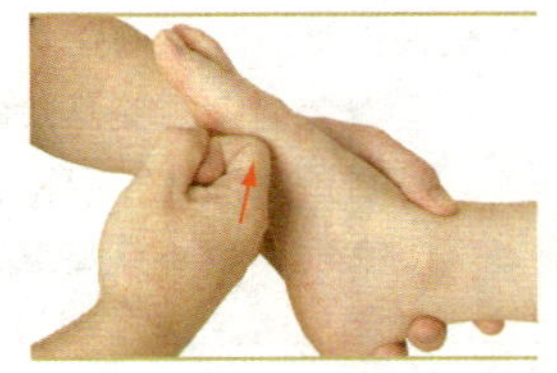

▲ 顶压胸椎反射区

● 拇指推压法推按髋关节、坐骨神经反射区各50次。

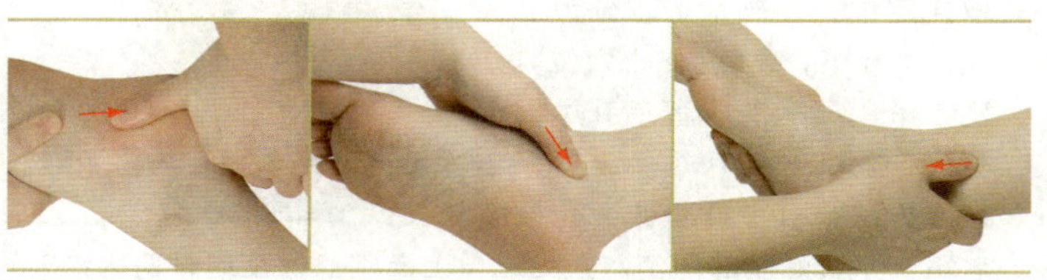

▲ 推按尾椎反射区 ▲ 推按髋关节反射区 ▲ 推按坐骨神经反射区

## 其他按摩方法

● **背部：** 被按摩者俯卧，按摩者用双手掌以脊柱两侧为起点，向身体外侧呈弧状摩擦、推运，慢慢向腰部进展。反复做10次。

● **肩部：** 被按摩者俯卧，按摩者双手抓肩，用拇指指腹向腰部方向按压。反复10次。

● **腰部：** 被按摩者俯卧，按摩者将双手以蝶形放在腰上，横向摩擦、按压。指尖到正侧部时，指尖不动，只用手掌滑动摩擦。反复10次。

● **臀部：** 被按摩者俯卧，按摩者将双手以蝶形放在臀部，横向按压。反复10次。如果臀部变得柔软，那么腰部的负担可减轻很多。

## 日常调理指南

◎护腰带或腰部支撑物的使用，可限制脊椎和腰部的活动，减少机械性受力，从而矫正不良姿势。

◎避免碰撞、突然跳跃、扭转运动等，切勿攀高举重。

◎需预防便秘，可多食新鲜蔬果及高纤维食物。

◎女性尽量不穿高跟鞋。

◎尽量避免运动时过度地伸展腰背，如弯下、突然跃起、猛跳或抬高腿等。

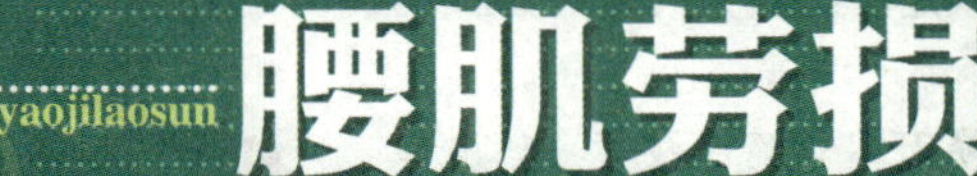

# 腰肌劳损

yaojilaosun

腰肌劳损是由于急性腰肌扭伤未能修复，或反复多次的腰肌轻微损伤等原因而引起腰部酸痛的一种病症。本病好发于成年人，是长期在固定体位或不良姿势下工作引起的。症状主要表现为腰部隐隐作痛，腰部两侧大肌肉有酸痛感。受凉后腰部隐痛症状明显加重。

## 特效穴位按摩

### 1 按揉肾俞穴

- **取穴定位：** 位于腰部，在第2腰椎棘突下旁开2横指宽处，左右各一穴。
- **按摩方法：** 被按摩者取俯卧位，按摩者用两手拇指重叠按压肾俞穴1分钟，再顺时针方向按揉1分钟，然后逆时针方向按揉1分钟，以局部感到酸胀为佳，左右两边交替按摩。
- **功效主治：** 此穴具有益肾助阳、强腰利水的作用。多用于治疗腰酸腿痛、腰肌劳损、腰椎间盘突出症、下肢肿胀、全身疲劳等。

### 2 按揉命门穴

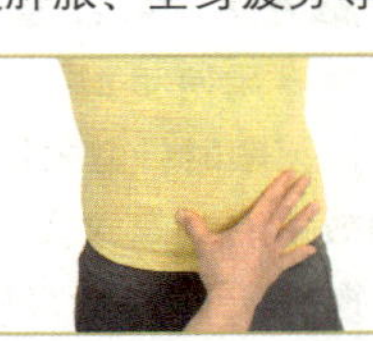

- **取穴定位：** 位于腰部，在第2腰椎棘突下缘的凹陷中。
- **按摩方法：** 被按摩者取俯卧位，按摩者用大拇指顺时针方向按揉2分钟，然后逆时针方向按揉2分钟。
- **功效主治：** 此穴具有补肾壮阳、增强体质的作用。多用于治疗腰酸腿软、腰肌劳损、腰椎间盘突出症、棘间韧带炎、下肢肿胀、全身疲劳等。

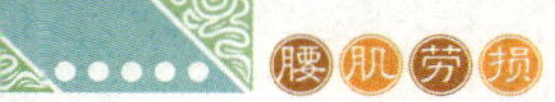


### 3 按揉志室穴

- **取穴定位**：位于腰部，在第2腰椎棘突下旁开4指宽处。
- **按摩方法**：被按摩者取俯卧位，按摩者用两手拇指重叠按压志室穴1分钟，再顺时针方向按揉1分钟，然后逆时针方向按揉1分钟，以局部感到酸胀为佳，左右两边交替按摩。
- **功效主治**：此穴具有益肾固精、清热利湿、强壮腰膝的作用。多用于治疗腰背酸痛、腰背部冷痛、腰肌劳损等。

### 4 揉拨腰三横突处

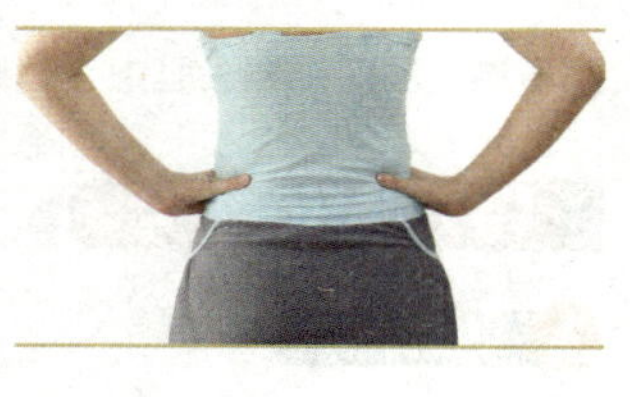

- **取穴定位**：在第3腰椎横突处。
- **按摩方法**：取坐位，两手拇指螺纹面对准两侧腰三横突部位，由内向外揉拨3分钟，达到有明显酸胀或酸痛感，并有轻度温热感为佳。
- **功效主治**：具有缓解疼痛、松解粘连的作用。多用于治疗腰背酸痛、腰背部冷痛、腰肌劳损、腰椎间盘突出症、棘间韧带炎等。

### 5 按揉腰眼穴

- **取穴定位**：位于腰部，在第4腰椎棘突下旁开4横指稍宽处。
- **按摩方法**：被按摩者取俯卧位，按摩者用两手拇指按压腰眼穴1分钟，再顺时针方向按揉1分钟，然后逆时针方向按揉1分钟。

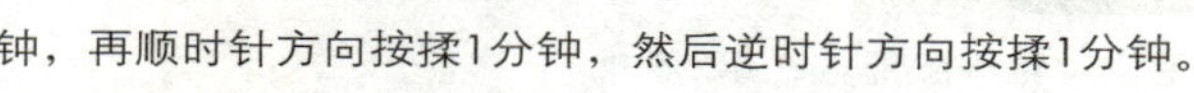

- **功效主治**：此穴具有强腰健肾的作用，多用于治疗腰背酸痛、腰肌劳损、腰部冷痛、急性腰扭伤、腰椎间盘突出症、腰椎管狭窄症等。

### 6 揉擦八髎穴

- **取穴定位**：在骶椎上，分为上、次、中和下，左右共8个穴位，分别在第1、2、3、4骶后孔中，合称“八髎穴”。

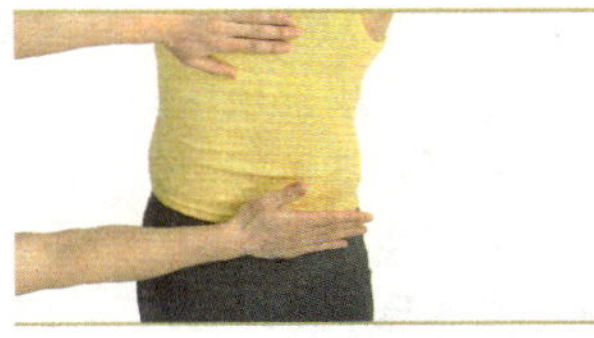

- **按摩方法：** 被按摩者取俯卧位，按摩者用一手紧贴骶部两侧八髎穴处，自上而下揉擦至尾骨两旁约2分钟。以局部有酸胀感为宜。
- **功效主治：** 此穴具有补益下焦、强腰利湿的作用。多用于治疗腰骶部疼痛、腰背痛、腰骶关节炎、膝关节炎、坐骨神经痛等。

### 7 按揉委中穴

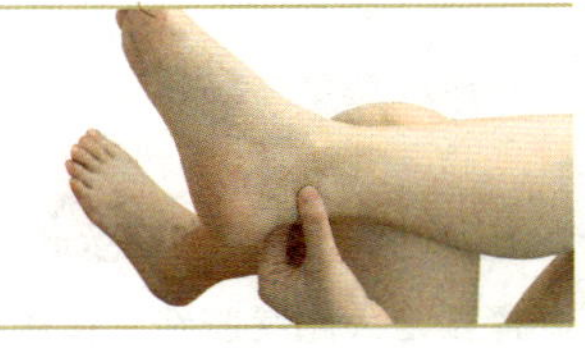

- **取穴定位：** 在腿部腘横纹中央。
- **按摩方法：** 取坐位，用中指或食指按于患侧委中穴(拇指于髌骨外侧或膝眼)，按揉20～40次。
- **功效主治：** 此穴具有舒筋活络、泄热清暑、凉血解毒的作用。可治疗腰背部疼痛、腰酸腿疼、下肢肿胀，缓解全身疲劳、膝关节周围疼痛、下肢痿痹等。

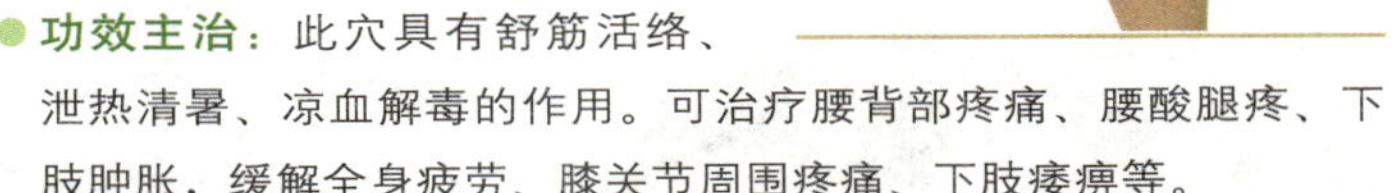

### 8 按揉太溪穴

- **取穴定位：** 位于内踝后方，在内踝尖与跟腱之间的凹陷处。
- **按摩方法：** 取坐位，拇指按于太溪穴，顺时针方向按揉2～3分钟，以局部酸胀感为度。
- **功效主治：** 此穴具有滋阴益肾、壮阳强腰的作用。

## 足底反射区按摩

- **足部特效反射区：** 腰椎、骶椎、生殖腺、内尾骨、外尾骨、坐骨神经、髋关节等反射区。
- 向足跟方向拇指指腹推压法推按腰椎、骶椎反射区各50次。
- 食指扣拳法顶压生殖腺反射区各50次。

- 用食指中节桡侧面勾刮内尾骨反射区的后部；用食指近侧指间关节背侧突出部顶压跟骨内下角处；用食指中节勾刮内尾骨反射区的前部；注意勾刮的力度要均匀并逐次加重，以局部酸痛为好，每种操作方式各10次。
- 拇指推压法推按髋关节、坐骨神经反射区各50次。

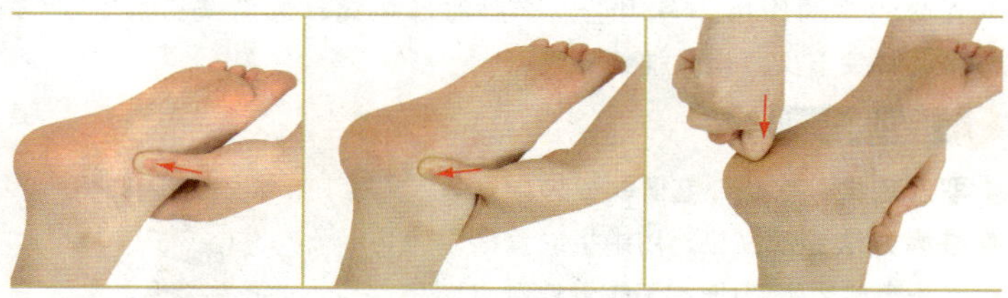

▲推按腰椎反射区　▲推按骶椎反射区　▲顶压生殖腺反射区

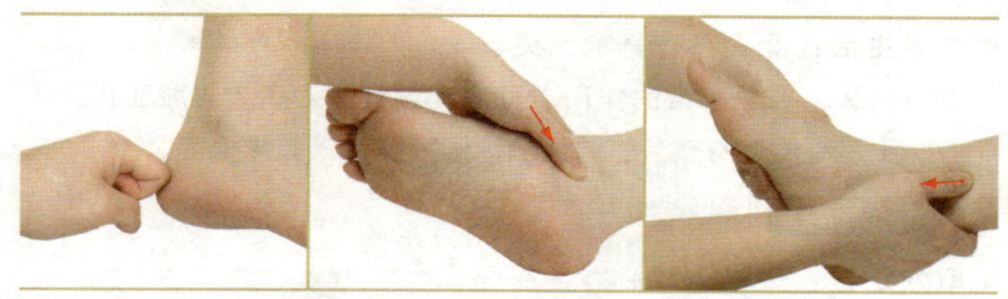

▲顶压尾骨内侧　▲推按髋关节反射区　▲推按坐骨神经反射区

## 其他按摩方法

- **揉按足太阳膀胱经：**按摩者用一手掌根或大鱼际自上而下揉按被按摩者腰部脊柱两边足太阳膀胱经循行路线，另一手协助晃动腰椎，放松腰部肌肉，揉按约5分钟，以被按摩者腰背部感到微热为佳。
- **擦膀胱经腰段（第1腰椎至第5腰椎段）：**两手握空拳，用拳眼在腰部两侧膀胱经做上下往返摩擦50次，拳眼紧贴体表做上下往返摩擦，手法用力宜轻，节奏宜快。局部有明显温热并向深部透热，摩擦后即感腰部舒适，温热感可持续一定时间。

- **搓腰**：按摩者两手手掌分别放在被按摩者两侧腰部的脊柱两旁，一上一下，不断搓擦，并配合以腰部活动。
- **捶骶**：按摩者手捏空拳，敲打被按摩者骶部，两拳交替，一起一落。
- **叉腰屈伸**：站立位，两手叉腰，两手拇指螺纹面按于腰眼穴，做腰部屈伸活动15～20次。腰部屈伸动作宜缓慢，特别是后伸动作要伸至最大限度，并持续片刻，也可配合叉腰做旋转腰部活动，向左旋转与向右旋转交错进行，运动后即感腰部轻松。
- **旋腰转背**：取站立姿势，两手上举至头两侧与肩同宽，拇指尖与眉同高，手心相对。吸气时，上体由左向右扭转，头也随着向后扭转，呼气时，由右向左扭动，一呼一吸为一次，可连续做8～32次。

## 日常调理指南

◎生活工作中要注意纠正不良姿势，摆正腰姿，不要过度用腰。

◎要注意自我调节，劳逸结合，要经常变换各种体位以使腰部受力平衡，避免长期固定在一个动作上和强制的弯腰动作。

◎注意坐姿和劳动姿势，坐位时尽量向后靠住椅背，减少腰部软组织的受力。在工作中，每隔1小时稍事休息，避免腰部长时间保持一种姿势。

◎要注意腰部的保暖，尽量减少房事的次数。

◎床要睡硬板的，皮带系宽松些，经常热敷一下腰，并用手横擦腰部，把热透进去。

◎在日常的生活和工作中要加强腰背肌肉的锻炼。

◎应有目的地加强腰背肌肉的锻炼，如做一些前屈后伸，腰部左右侧弯回旋以及仰卧起坐的动作。肥胖者应减肥，以减轻腰部的负担。

◎加强腰背肌锻炼，如坚持练习俯卧位飞燕点水、仰卧位直腿抬高。慢跑也是一种非常好的腰肌劳损预防及治疗方法。

# 急性腰扭伤

jixingyaoniushang

急性腰扭伤是腰部肌肉、筋膜、韧带等软组织因外力作用突然受到过度牵拉而引起的急性撕裂伤，常发生于搬抬重物、腰部肌肉强力收缩时。主要症状表现为腰部一侧或两侧剧烈疼痛，活动受限，不能翻身坐立和行走，常保持一定强迫姿势，腰肌和臀肌紧张痉挛或可触及条索状硬块。

## 特效穴位按摩

### 1 按揉夹脊穴

- **取穴定位：** 位于腰背部，在第1胸椎至第5腰椎两侧，后正中线旁开0.5寸处，一侧17个穴位。
- **按摩方法：** 被按摩者取俯卧位，按摩者分别用两手拇指同时按揉夹脊穴各约30秒。
- **功效主治：** 此穴具有疏通经络、扶正祛邪的作用。多用于治疗背部的各种疼痛或功能不良、腰部扭伤、腰肌劳损、腰背部僵硬、全身疲劳等。

### 2 按揉肾俞穴

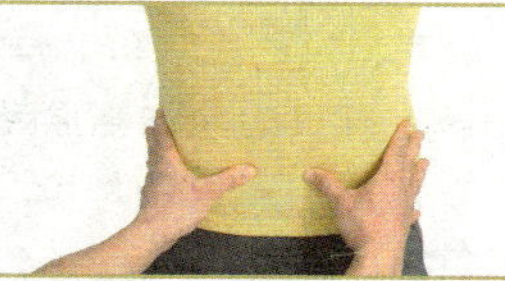

- **取穴定位：** 位于腰部，在第2腰椎棘突下旁开2横指宽处，左右各一穴。
- **按摩方法：** 被按摩者取俯卧位，按摩者用两手拇指重叠按压肾俞穴1分钟，再顺时针方向按揉1分钟，然后逆时针方向按揉1分钟，以局部感到酸胀为佳，左右两边交替按摩。

● **功效主治：** 此穴具有益肾助阳、强腰利水的作用。多用于治疗腰酸腿痛、腰肌劳损、腰椎间盘突出症、腰部扭伤、下肢肿胀、全身疲劳等。

### 3 按揉命门穴

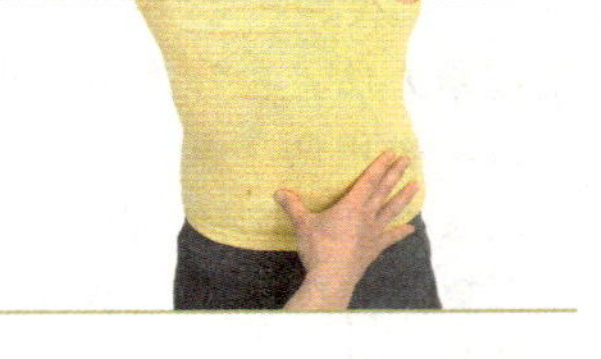

● **取穴定位：** 位于腰部，在第2腰椎棘突下缘的凹陷中。

● **按摩方法：** 被按摩者取俯卧位，按摩者用大拇指顺时针方向按揉2分钟，然后逆时针方向按揉2分钟。

● **功效主治：** 此穴具有补肾壮阳、增强体质的作用。多用于治疗腰酸腿软、腰部扭伤、腰肌劳损、腰椎间盘突出症、棘间韧带炎、下肢肿胀、全身疲劳等。

### 4 按揉腰眼穴

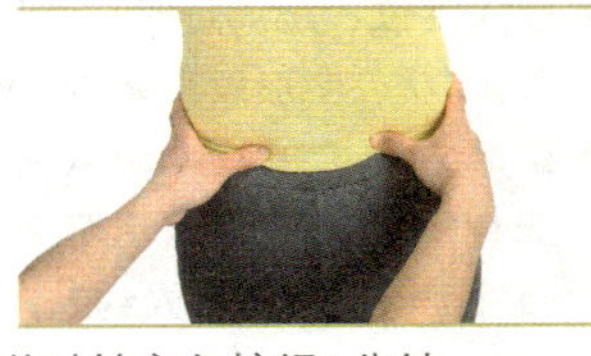

● **取穴定位：** 位于腰部，在第4腰椎棘突下旁开4横指稍宽处，左右各一穴。

● **按摩方法：** 被按摩者取俯卧位，按摩者用两手拇指按压腰眼穴1分钟，再顺时针方向按揉1分钟，然后逆时针方向按揉1分钟。

● **功效主治：** 此穴具有强腰健肾的作用，多用于治疗腰背酸痛、腰肌劳损、腰部冷痛、急性腰扭伤、腰椎间盘突出症、腰椎管狭窄症等。

### 5 揉擦八髎穴

● **取穴定位：** 在骶椎上，分为上、次、中和下，左右共8个穴位，分别在第1、2、3、4骶后孔中，合称“八髎穴”。

● **按摩方法：** 被按摩者取俯卧位，按摩者用一手紧贴骶部两侧八髎穴处，自上而下揉擦至尾骨两旁约2分钟。以局部按压有酸胀感为宜。

● **功效主治：** 此穴具有补益下焦、强腰利湿的作用。多用于治疗急性腰扭伤、腰骶部疼痛、腰酸腿痛、腰部红肿等。

### 6 点揉委中穴

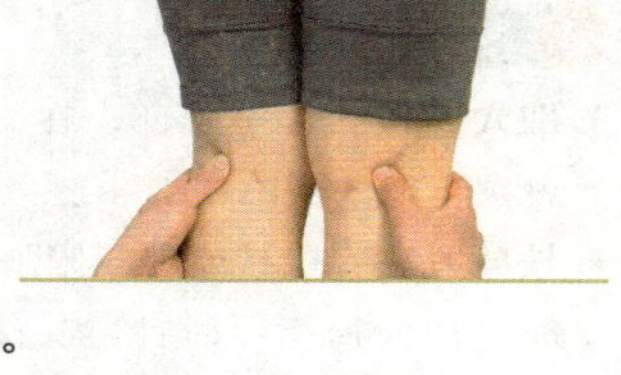

- **取穴定位：** 位于膝盖后面，在腘窝的正中央。
- **按摩方法：** 被按摩者取俯卧位，按摩者用两手食指、拇指或中指点按委中穴10秒，然后放松3秒，反复5～8次，然后轻轻揉动约2分钟。
- **功效主治：** 此穴具有舒筋活络、泄热清暑、凉血解毒的作用。多用于治疗一切腰背部疼痛、腰扭伤、腰酸腿痛、下肢肿胀、全身疲劳、膝关节周围疼痛等。

### 7 点按承山穴

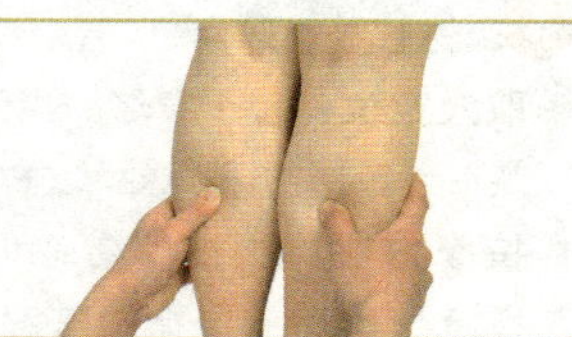

- **取穴定位：** 跷脚趾时，在小腿肚下方呈“人”字形纹顶端的凹陷处。
- **按摩方法：** 被按摩者取俯卧位并全身放松，按摩者用两手大拇指由轻到重点按承山穴约2分钟。
- **功效主治：** 此穴具有理气止痛、舒筋活络的作用。多用于治疗腰背疼痛、腰扭伤、坐骨神经痛、腓肠肌痉挛、下肢瘫痪等。

## 足底反射区按摩

- **足部特效反射区：** 肾、膀胱、输尿管、肺、胸椎、腰椎、骶椎、甲状旁腺等反射区。
- **按摩方法：** 食指扣拳法顶压肾、膀胱反射区各50次，按摩力度以局部胀痛为宜。
- **拇指指腹推压法：** 推按输尿管、肺反射区各50次。

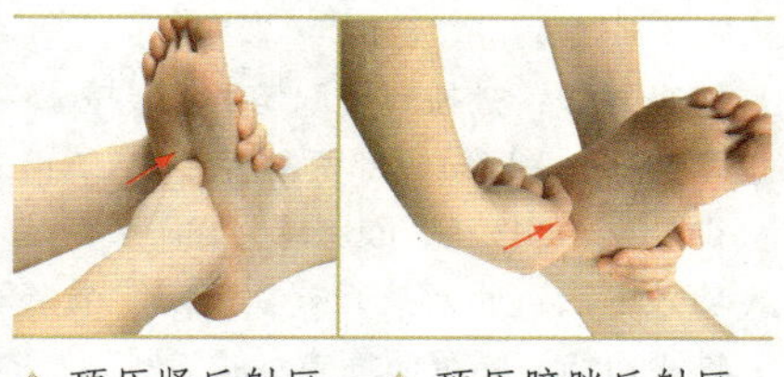

▲ 顶压肾反射区　▲ 顶压膀胱反射区

- 向足跟方向拇指指腹推压法推按胸椎、腰椎、骶椎反射区各50次。
- 食指扣拳法顶压甲状旁腺50次。

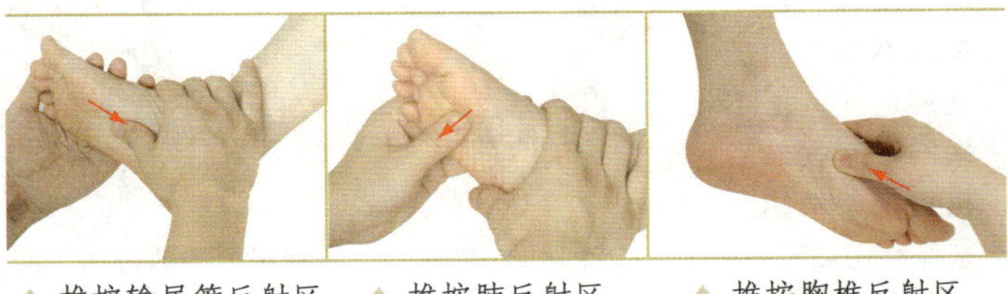

▲ 推按输尿管反射区 ▲ 推按肺反射区 ▲ 推按胸椎反射区

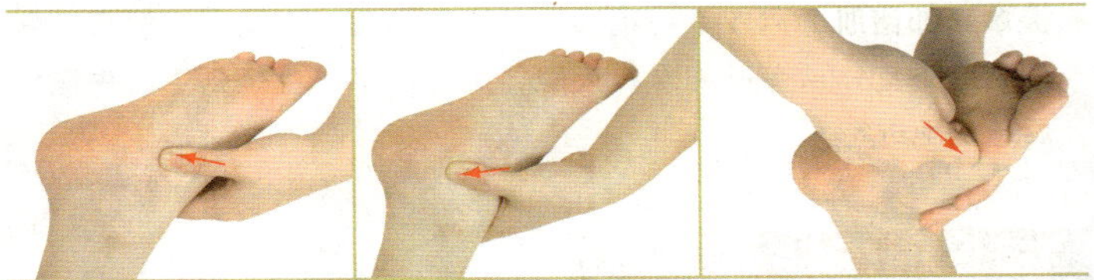

▲ 推按腰椎反射区 ▲ 推按骶椎反射区 ▲ 顶压甲状旁腺反射区

## 其他按摩方法

- **揉按痛点，缓解腰肌痉挛：** 按摩者用双手拇指重叠，逐渐用力按揉被按摩者疼痛最明显的部位约5分钟，以被按摩者感到腰痛减轻，可以轻微活动为止。
- **推揉舒筋法：** 以掌根或小鱼际肌着力，在腰部病变部位做半环揉压。从上至下，先健侧后患侧，边揉边移动，使腰部皮肤感到微热为宜（约2分钟）。然后按摩者立于被按摩者右侧，以右手掌根部和小鱼际肌处紧贴病员腰部皮肤，掌根用力，沿脊柱做鱼摆尾式推揉，由下而上，先健侧后患侧，重点放在患侧。反复推揉8～12次。
- **按揉腘窝：** 被按摩者俯卧，下肢伸直，按摩者将一手中指屈曲，把屈曲时突出的部分置于腘窝处，揉动1～3分钟，再以掌心置于腘窝处轻揉1分钟。

- **推摩背部：** 两腿齐肩宽站好，上体稍后仰，两手掌从八髎穴向上至肝俞穴，上下来回推摩，然后再用两手拇指贴近脊柱两侧骶棘肌上，做弹拨动作2分钟，最后用相同的方法，同样部位反复推摩2分钟。

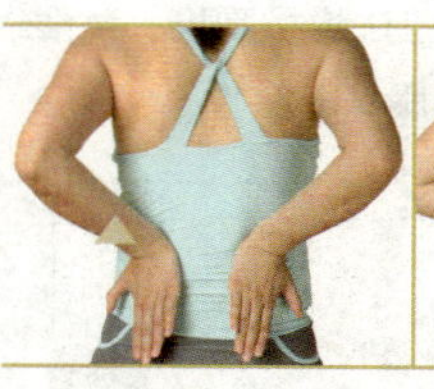

▲ 推摩背部

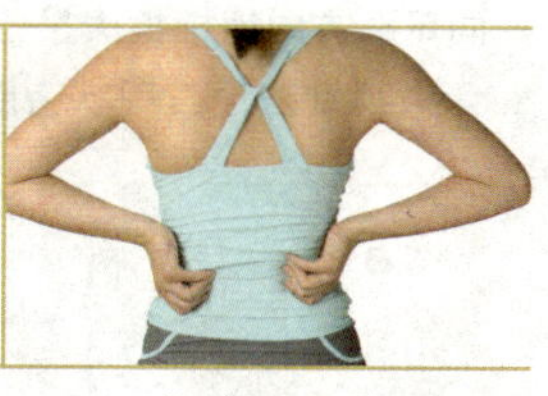

▲ 提拿腰部诸肌

- **提拿腰部诸肌：** 用双手拇指和其余四指指腹对合用力，提拿方向与肌腹垂直。从腰骶部至臀大肌，由上而下、由轻到重、先健侧后患侧地进行。

## 按摩时的注意事项

如果腰扭伤疼痛明显者，有时很小的体位改变也会引发腰部的剧烈疼痛，因此应避免用掌揉等可能使患者身体摇晃的手法，可直接用小面积的拇指点、揉法查找痛点，找到后在痛点上采用点、拨手法，往往可起到明显的效果，疼痛可得到缓解。

## 日常调理指南

◎急性腰扭伤的患者应该正确佩戴材料相对较硬的腰围或护腰，保护腰椎，缓解腰肌痉挛。

◎扭伤之后在关节扭伤的部位用冰块或冷毛巾外敷，或将患处浸于冷水内15～30分钟。

◎一旦腰扭伤后，应平卧硬板床，并注意腰扭伤部位肌肉的保暖，不要再做剧烈运动。长距离转运时，应将患处加压弹性绷带，防止内出血。

◎急性腰扭伤者不能睡软床，需卧硬床休息2～3天，之后可逐渐进行腰部活动（如撑腰环绕、搓腰等），有利于损伤局部炎症的消退。

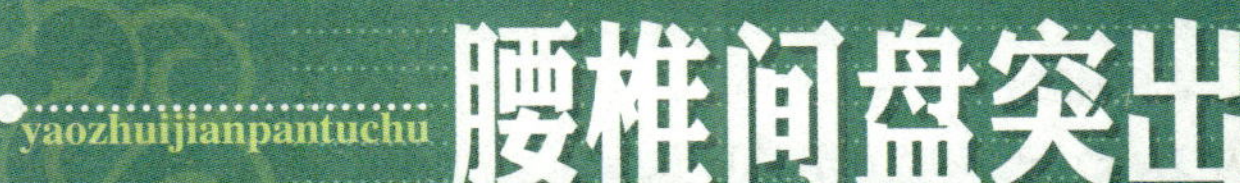


# 腰椎间盘突出

腰椎间盘突出症是临床常见病，好发于20～40岁的中青年人，由于腰椎间盘病变，纤维环失去弹性，产生裂隙引起；或在外力作用下，椎间盘纤维环破裂髓核脱出，压迫神经根产生腰腿痛等症状。主要发生在腰骶部，即腰部的下段。

## 特效穴位按摩

### 1 横擦八髎穴

- **取穴定位：** 在骶椎上，分为上髎、次髎、中髎、下髎，左右共8个穴位，分别在第1、2、3、4骶后孔中，合称“八髎穴”。
- **按摩方法：** 被按摩者取俯卧位，按摩者一手扶其腰部，另一手紧贴骶部两侧八髎穴处，手掌着力往返横擦骶骨八髎穴处2分钟。
- **功效主治：** 此穴具有清热利湿、调经止痛、通利二便的作用。治疗腰骶部疼痛等病症、腰椎间盘突出等。

### 2 按揉命门穴

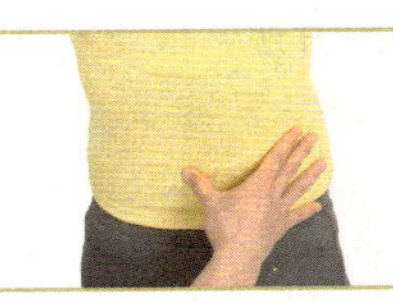

- **取穴定位：** 位于腰部，在第2腰椎棘突下缘的凹陷中。
- **按摩方法：** 被按摩者取俯卧位，按摩者用大拇指顺时针方向按揉2分钟，然后逆时针方向按揉2分钟。
- **功效主治：** 此穴具有补肾壮阳、增强体质的作用。多用于治疗腰酸腿软、腰肌劳损、腰椎间盘突出症、全身疲劳等。

## 3 指揉腰阳关

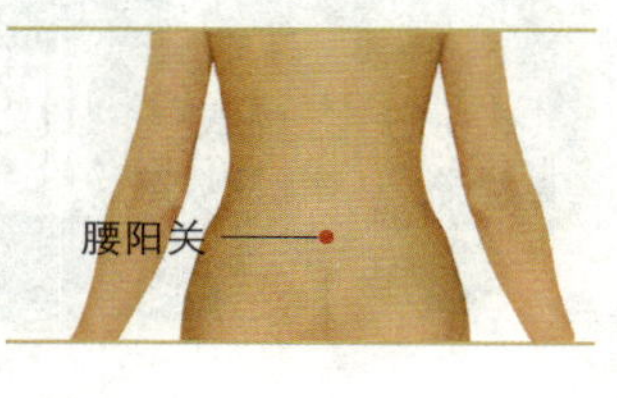


- **取穴定位：** 位于腰部，在后正中线上，第4腰椎棘突下的凹陷中。
- **按摩方法：** 被按摩者取俯卧位，按摩者用大拇指在腰阳关的位置打转按摩，每次按揉100下，以感觉局部有酸胀感为宜。
- **功效主治：** 此穴具有祛寒除湿、舒筋活络的作用，多用于治疗腰椎间盘突出、腰骶疼痛、下肢痿痹、腰骶神经痛、坐骨神经痛、类风湿病、小儿麻痹等症。

## 4 擦腰俞穴

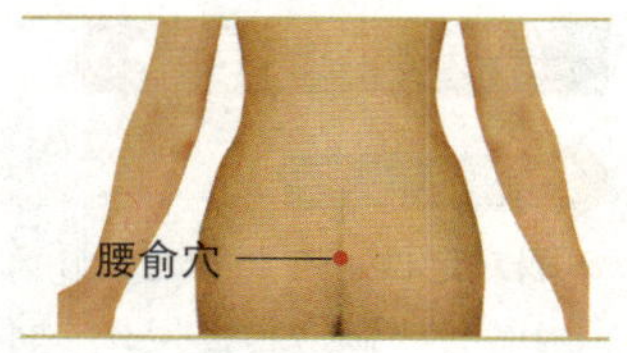


- **取穴定位：** 位于骶部，在后正中线上，适对骶管裂孔处。
- **按摩方法：** 取站位，握空拳揉擦该穴位30～50次，擦至局部有热感为佳。
- **功效主治：** 此穴具有调经清热、散寒除湿的作用，多用于治疗腰脊疼痛、腰椎间盘突出、下肢痿痹、腰骶神经痛等症。

## 5 按揉肾俞穴

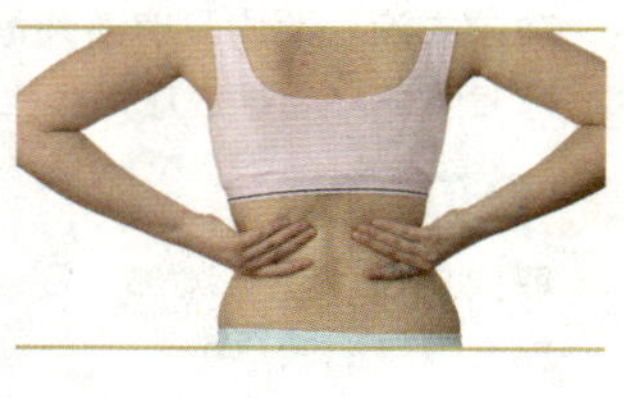

- **取穴定位：** 位于腰部，在第2腰椎下旁开2横指宽处，左右各一穴。
- **按摩方法：** 取坐位或立位，双手中指按于两侧肾俞穴，用力按揉30～50次，擦至局部有热感为佳。
- **功效主治：** 此穴具有益肾助阳、强腰利水的作用。多用于治疗腰酸腿痛、腰肌劳损、腰椎间盘突出症、下肢肿胀、全身疲劳、月经不调等。

### 6 点按会阳穴

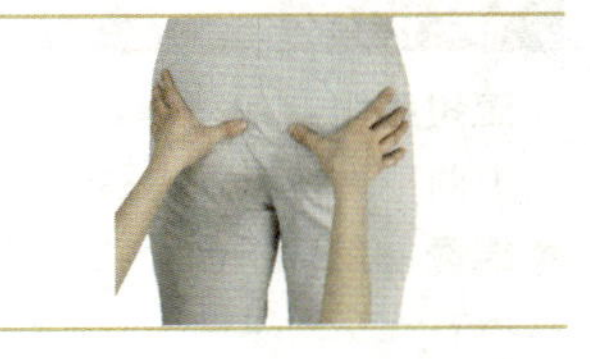

- **取穴定位：** 在尾骨端旁开1小指宽处。
- **按摩方法：** 被按摩者取俯卧位，双腿分开，按摩者用拇指轻轻点按会阳穴约2分钟，以局部有酸胀感为宜。
- **功效主治：** 此穴具有清热利湿、益肾固带的作用。多用于治疗腰椎间盘突出症、腰背痛、经期腰痛、坐骨神经痛等。

## 足底反射区按摩

- **足部特效反射区：** 肾脏、膀胱、输尿管、腰椎、骶椎等反射区。
- 依次食指扣拳法顶压肾、膀胱、下身淋巴反射区各100次，按摩力度以局部胀痛为宜。
- 拇指指腹推压法推按输尿管反射区100次。
- 向足跟方向依序拇指指腹推压法推按腰椎、骶椎反射区各50次。
- 拇指推按法推按髋关节50次，中指食指顶压肘反射区50次。

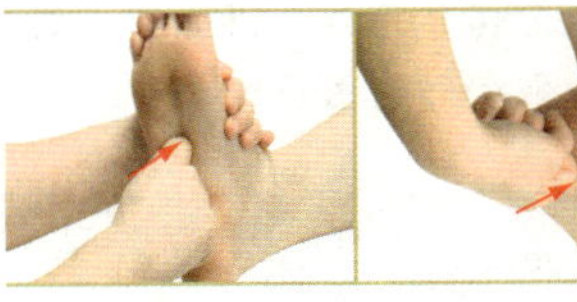

▲ 顶压肾反射区　▲ 顶压膀胱反射区

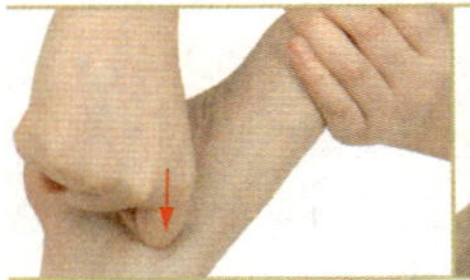

▲ 顶压下身淋巴结反射区

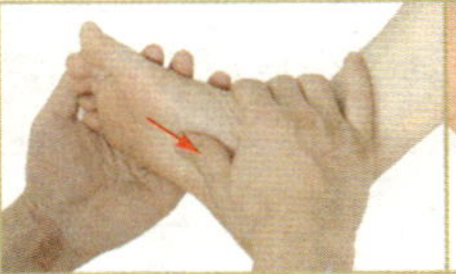

▲ 推按输尿管反射区

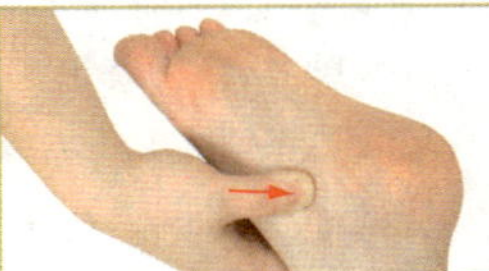

▲ 顶压腰椎反射区

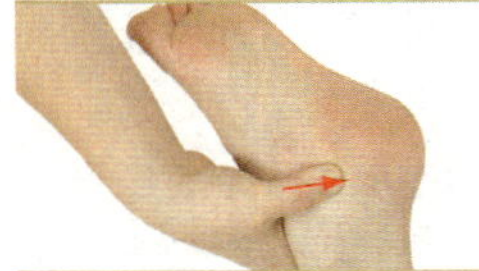

▲ 顶压骶椎反射区

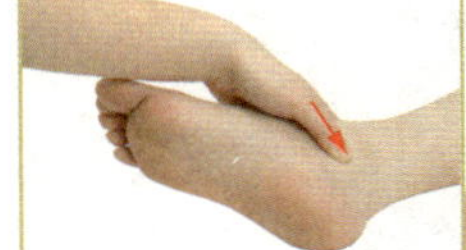

▲ 推按髋关节反射区

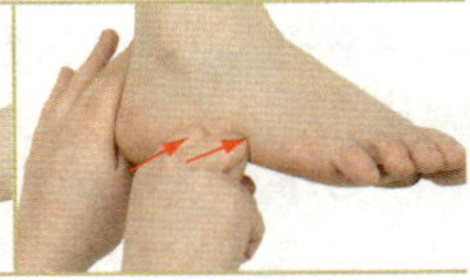

▲ 顶压肘反射区

## 其他按摩方法

- **温熨腰眼：**双手搓热，一直搓到双手发烫，放在腰眼的位置，从上向下进行反复的搓。
- **捏脊：**用拇指和食指把脊柱正中间的皮肤提起，从与肚脐相对的地方一直到尾椎。
- **摩揉腰部：**双手握拳，拳眼冲上，用掌指关节顺时针和逆时针各揉腰部18圈。
- **抓腰：**将拇指固定在腰部，其余四指的指腹在腰部进行反复的拉动。

## 按摩时的注意事项

患者处于急性腰椎间盘发作期时，症状比较重，疼痛也比较剧烈，此时不宜进行按摩，应等病情在局部有了一定的缓解以后再在局部做一些轻柔的手法，然后重点在下肢远端采用一些穴位治疗，这样就可以取得一些明显的效果。

## 日常调理指南

◎平时应注意保暖避风寒，还应避免过度劳累和剧烈的运动。

◎腰椎间盘突出患者要注意自我保护，尽量要坐高一点的凳子，弯腰不要太猛，上床、翻身等动作都不能做得太快或太猛。

◎腰椎间盘突出的季节性比较强，尤其到了换季的时候要注意，外出时最好系上护腰。

◎不要长期弯腰、久坐，否则会使腰椎处于后弯状态，腰部肌肉韧带均处在紧张状态，增加腰椎间盘承受的压力，不利于腰椎间盘康复。

◎不要吃刺激性食物，因为腰椎间盘突出后对神经的压迫刺激，使神经对外界刺激的敏感性加强，生冷、烟酒等刺激性食物会加大神经的刺激，对缓解腰椎间盘突出引起的疼痛不利。

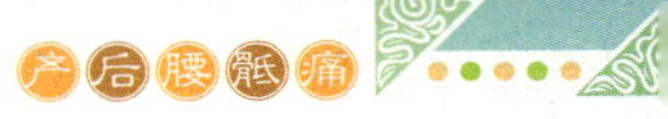

# 产后腰骶痛

chanhouyaoditong

产后腰骶痛指产妇分娩后出现的腰骶部疼痛，这是因为分娩后，产妇盆腔内的组织不能很快恢复到孕前状态，子宫也未能完全复位，在一段时间内，连接骨盆的韧带松弛无力，或者在这个时期恶露排出不畅，导致宫腔内血液瘀积，都会引起腰痛。

## 特效穴位按摩

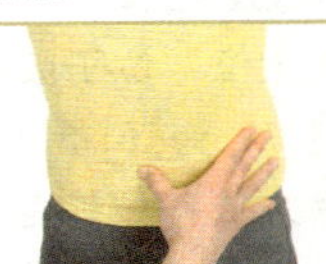

### 1 按揉命门穴

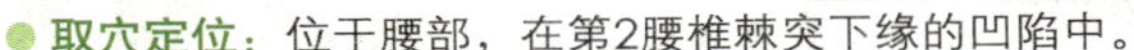

- **取穴定位：**位于腰部，在第2腰椎棘突下缘的凹陷中。

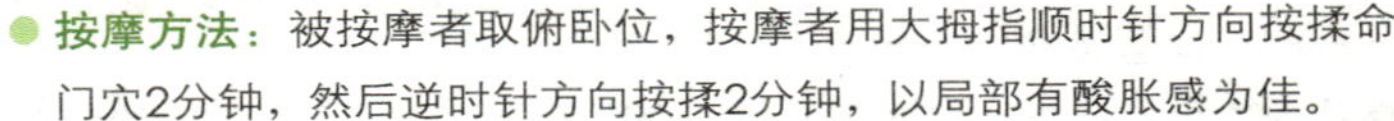

- **按摩方法：**被按摩者取俯卧位，按摩者用大拇指顺时针方向按揉命门穴2分钟，然后逆时针方向按揉2分钟，以局部有酸胀感为佳。
- **功效主治：**此穴具有补肾壮阳、增强体质的作用，同时还能强壮腰部肌肉，消除腰背部酸痛。多用于治疗腰酸腿疼、腰椎间盘突出、腰部损伤、产后腰骶痛、产后恶露不止等。

### 2 摩动气海俞穴

- **取穴定位：**位于腰部，在第3腰椎棘突下，旁开1.5寸处。
- **按摩方法：**被按摩者取俯卧位，按摩者以手掌置于被按摩者一侧气海俞穴处，先按压数次，再反复摩动数次，往返进行，至局部有酸胀感，注意按摩时用力要均匀。
- **功效主治：**此穴具有益肾壮阳、调经止痛的作用。多用于治疗产后腰骶痛、产后恶露不止。

气海俞

## 3 按揉大肠俞

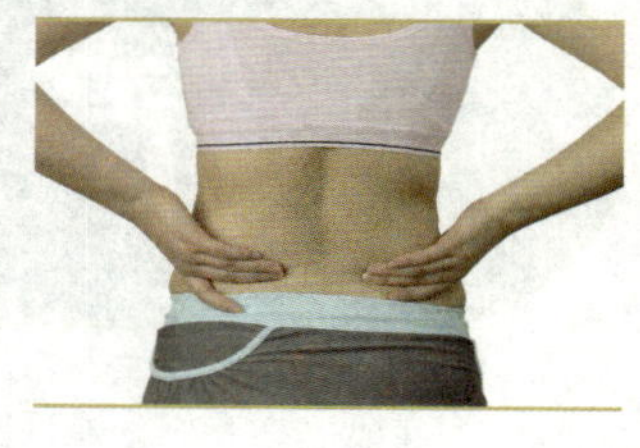

- **取穴定位：** 位于腰部，当第4腰椎下两侧各约2横指宽处。
- **按摩方法：** 取坐位或立位，两手叉腰，用中指指腹部用力揉按两侧大肠俞约2分钟；或握拳，用食指的掌指关节凸起部点按穴位1分钟。以局部有酸胀感为佳。
- **功效主治：** 此穴具有理气降逆、调和肠胃的作用。多用于治疗腰背疼痛、产后腰骶痛、产后恶露不止。

## 4 按揉关元俞

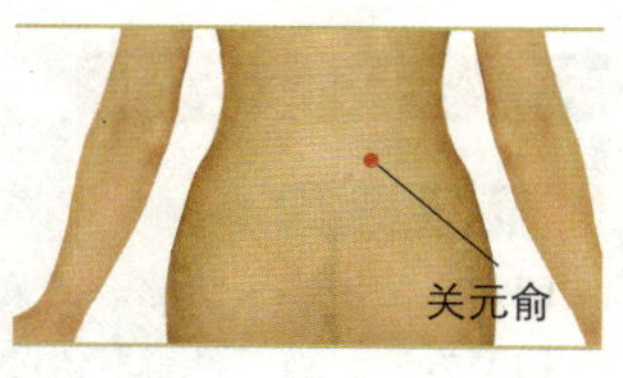


- **取穴定位：** 位于腰部，在第5腰椎棘突下，旁开1.5寸处。
- **按摩方法：** 被按摩者取俯卧位，按摩者用中指指端放于被按摩者的关元俞穴，顺时针方向按揉2分钟，揉至发热时疗效佳。
- **功效主治：** 此穴具有培补元气、调理下焦的作用。多用于治疗产后腰骶痛、腰椎间盘突出、腰部神经疼痛。

## 5 点按中膂俞

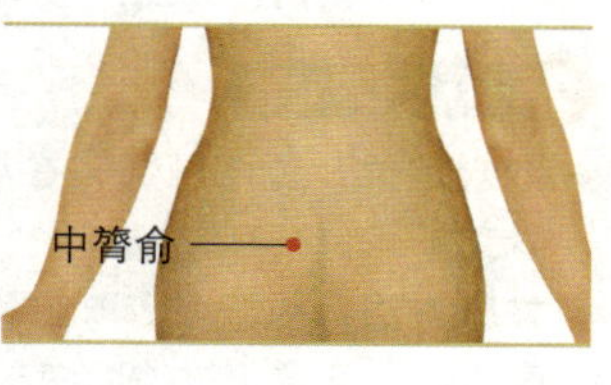


- **取穴定位：** 位于骶部，在骶正中嵴旁1.5寸，平第3骶后孔处。
- **按摩方法：** 取立位或坐位，腰微挺，用一手的掌背或掌指关节有节奏地点按中膂俞穴，用力要大些，操作2分钟。
- **功效主治：** 此穴具有益肾温阳、调理下焦的作用。多用于治疗产后腰骶痛、坐骨神经痛、产后恶露不止等症。

## 足底反射区按摩

- 依次食指扣拳法顶压肾、肝、脾、肾上腺、膀胱反射区各50次，以感到局部胀痛为宜。
- 拇指指腹推压法推按甲状腺、下腹部反射区各50次。
- 食指扣拳法顶压垂体、心、生殖腺、子宫、腹腔神经丛、外尾骨反射区各50次。

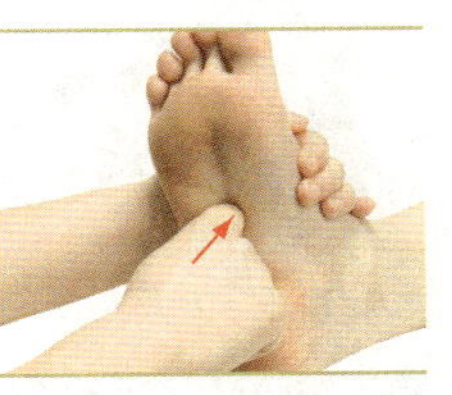
▲ 顶压肾反射区

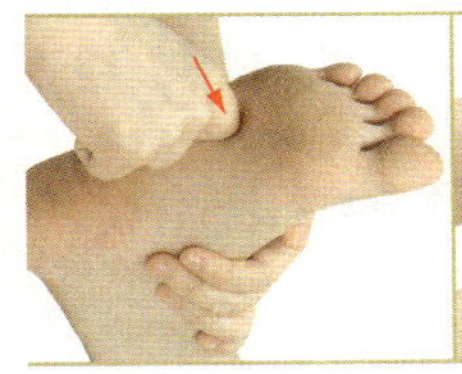
▲ 顶压肝反射区

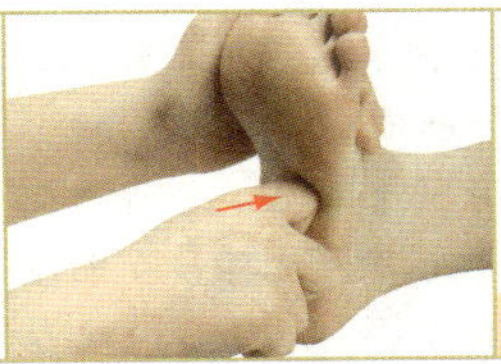
▲ 顶压脾反射区

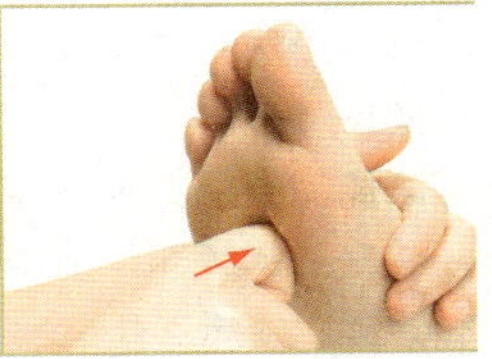
▲ 顶压肾上腺反射区

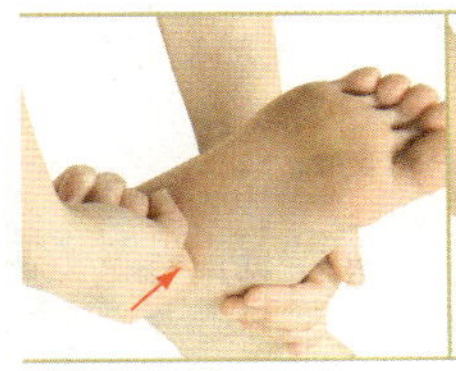
▲ 顶压膀胱反射区

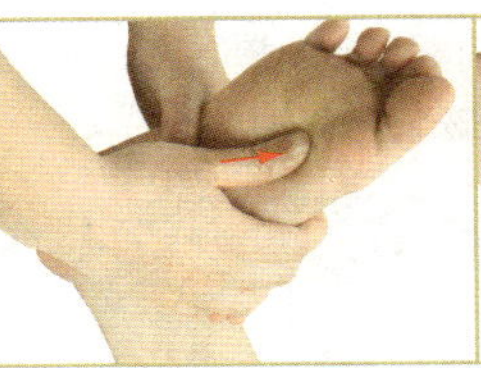
▲ 推按甲状腺反射区

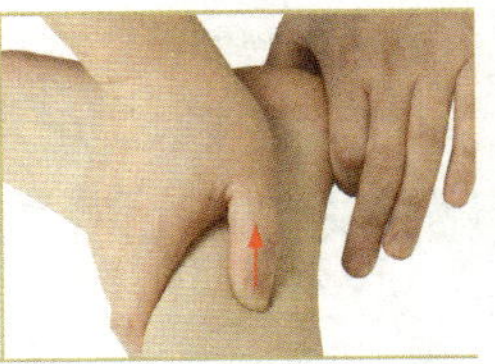
▲ 推按下腹部反射区

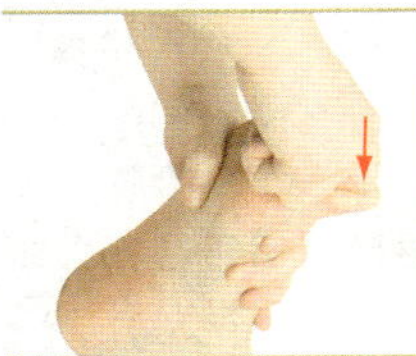
▲ 顶压垂体反射区

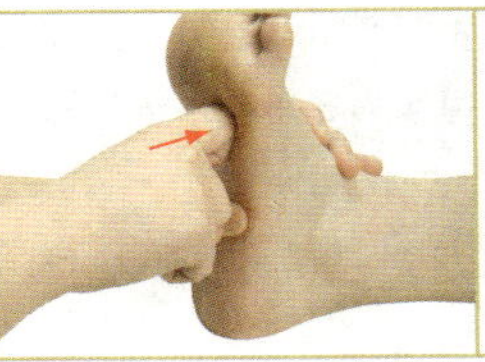
▲ 顶压心反射区

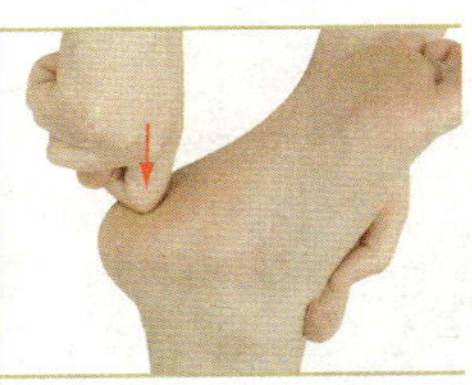
▲ 顶压生殖腺反射区

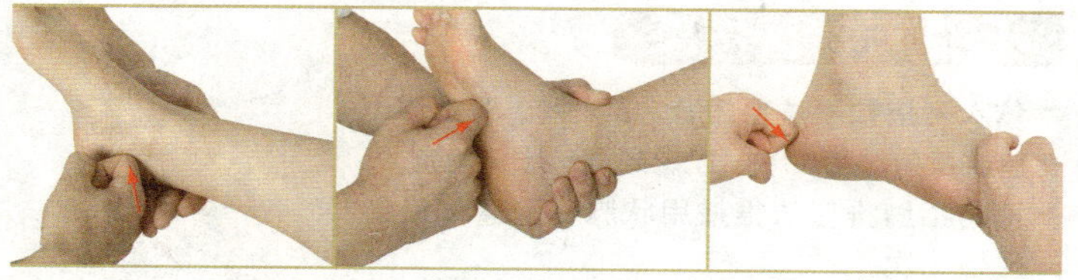

▲ 顶压子宫反射区　▲ 顶压腹腔神经丛反射区　▲ 顶压外尾骨反射区

## 其他按摩方法

- **拨揉侧腰部：**取站立位，用双手拇指指腹或尺骨鹰嘴置于侧腰部，沿腰椎横突拨揉至骶髂关节处，疼痛点进行重点拨揉，约拨揉1～3分钟。
- **滚揉侧腰部：**被按摩者取侧卧位，按摩者站于身前，将尺骨鹰嘴横放于侧腰部，沿腰椎横突用力滚揉至骶髂关节处，约滚揉1～3分钟。疼痛点处可配合点按。
- **掌擦侧腰部：**取站位或坐位，双手掌置于侧腰部，进行擦法，15～30次。
- **掌拍侧腰部：**双手五指并拢，掌心成凹槽状，在腰骶部交替施以拍法，或者同时拍打腰骶部，拍5～10次。

## 日常调理指南

◎平时应注意腰部保暖，避免长时间坐而不动，并注意适当锻炼腰部。

◎产后应保证充足的睡眠，并经常更换卧床的姿势，同时还可以每天膝胸位趴15分钟，每天做3次，这样有助于子宫恢复前倾位。

◎产后不要过早跑步、走远路，同时还应避免经常弯腰、久站、久蹲，避免提过重或举过高的物体，以免导致产后子宫后位或子宫脱垂引发腰痛。

◎如果长期腰痛未见减轻，反而日渐加重，或者持续时间已超过一个月者，应及时去医院就诊。

# 坐骨神经痛

zuogushenjingtong

坐骨神经痛是指坐骨神经通路及其分布区的局部或全长疼痛。多为单侧，其主要症状是沿坐骨神经通路发生放射样、烧灼样或刀割样疼痛，常因行走、咳嗽、打喷嚏、弯腰或排便而引起疼痛加剧。本病表现为下腰部或臀部疼痛，沿股后向小腿后外侧、足背外侧呈放射性、持续性或阵发性加重。

## 特效穴位按摩

### 1 按揉秩边穴

- **取穴定位：** 在平第4骶后孔，骶正中嵴旁开4横指处。
- **按摩方法：** 取立位，双手掌根分别按于两侧秩边穴，向外按揉2～3分钟，以局部有温热感或酸胀感为度。
- **功效主治：** 此穴具有舒筋活络、强壮腰膝、调理下焦的作用。多用于治疗腰背痛、急性腰扭伤、梨状肌损伤综合征、髋关节滑膜炎、坐骨神经痛等。

### 2 按揉环跳穴

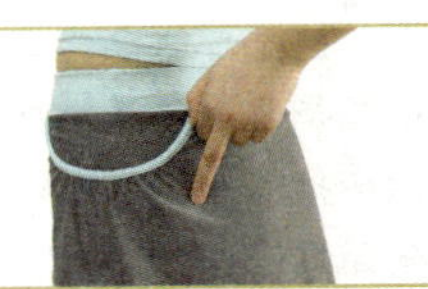

- **取穴定位：** 侧卧屈股，在股骨大转子最高点与骶管裂孔连线间的外1/3与内2/3的交点处。
- **按摩方法：** 取侧卧，将同侧中指按于环跳穴，用力按揉20～30次。局部可感到酸胀或电麻感向下肢放射为度。
- **功效主治：** 经常按摩此穴可治疗臀部脂肪堆积、坐骨神经痛等。

### 3 按揉居髎穴

- **取穴定位：**在髂前上棘与股骨大转子最凸点连线的中点处。
- **按摩方法：**取坐位，用大拇指指峰用力深推居髎穴，指力逐步加重，渐渐深透，持续2～3分钟。
- **功效主治：**此穴具有舒筋活络、益肾强健的作用。多用于治疗腰腿痹痛、坐骨神经痛、髋关节及周围软组织诸疾患、足痿等。

### 4 按揉承扶穴

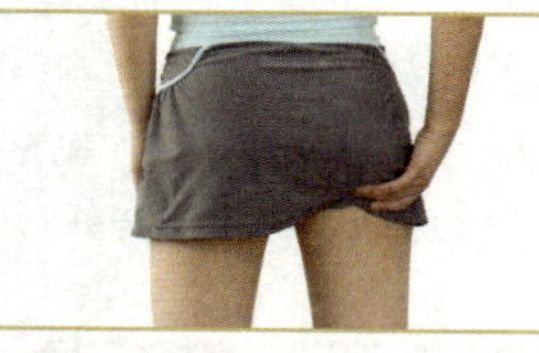

- **取穴定位：**在大腿后面，臀下横纹的中点。
- **按摩方法：**取立位，两腿微张开，食、中、无名三指按于承扶穴，由内向外弹拨2分钟左右，以局部有酸胀感为度。
- **功效主治：**此穴具有通便消痔、舒筋活络、通利关节的作用。多用于治疗腰骶臀股部疼痛、腰骶神经根炎、坐骨神经痛、臀部炎症、臀部下垂、臀肌不发达、下肢瘫痪、小儿麻痹后遗症等。

## 足底反射区按摩

- **足部特效反射区：**肾、膀胱、坐骨神经、肾上腺、输尿管、肺、颈椎、胸椎、腰椎、骶椎、膝关节、下腹部等反射区。
- 依次食指扣拳法顶压肾、膀胱、坐骨神经、肾上腺反射区各50次，以局部胀痛为宜。
- 拇指指腹推压法推按输尿管反射区50次。
- 拇指指腹推压法推按肺反射区50次。
- 向足跟方向依序拇指指腹推压法推按颈椎、胸椎、腰椎、骶椎反射区各50次。
- 食指扣拳法顶压膝关节反射区30次。
- 拇指推按法推按下腹部反射区30次。

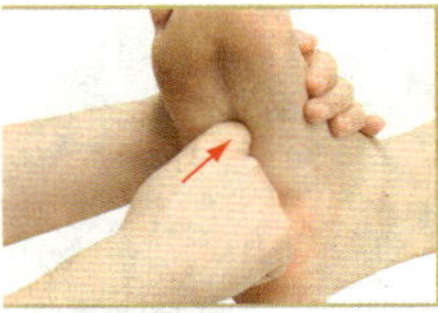

▲ 顶压肾反射区 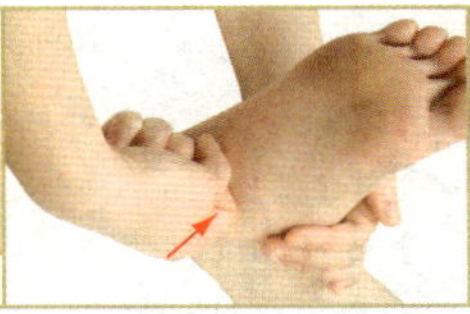　▲ 顶压膀胱反射区 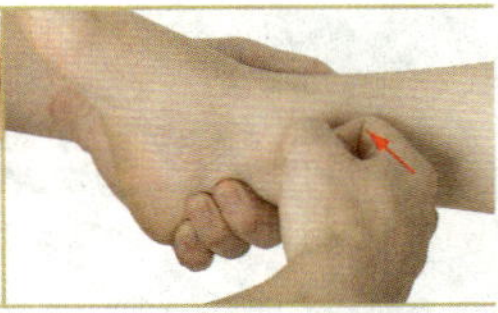　▲ 顶压坐骨神经反射区

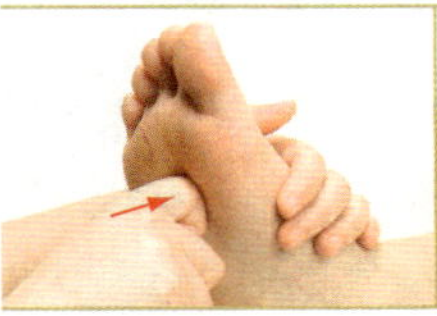

▲ 顶压肾上腺反射区 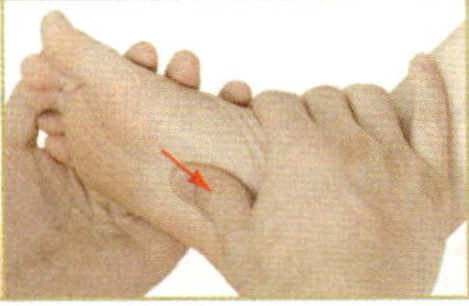　▲ 推按输尿管反射区 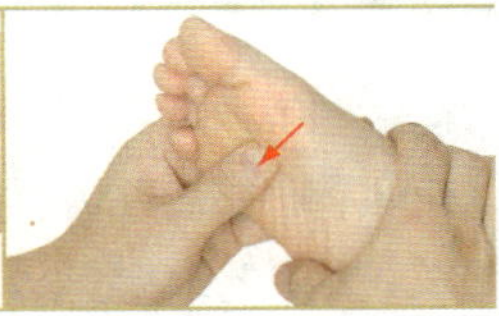　▲ 推按肺反射区

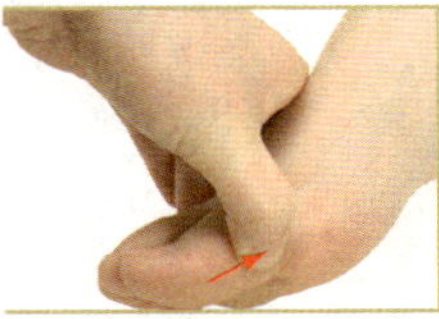

▲ 推按颈椎反射区 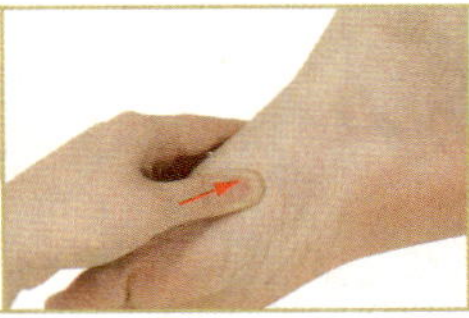　▲ 推按胸椎反射区 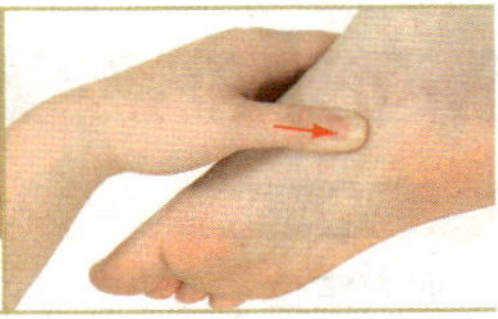　▲ 推按腰椎反射区

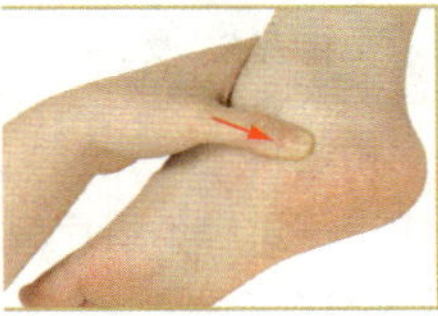

▲ 推按骶椎反射区 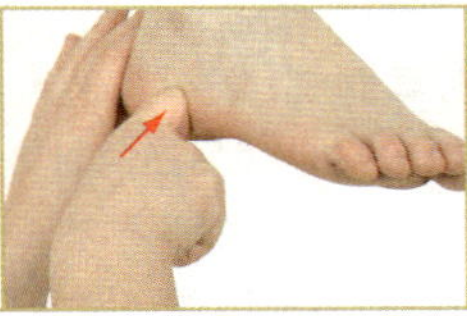　▲ 顶压膝关节反射区 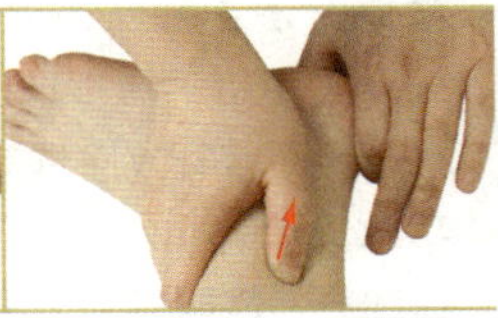　▲ 推按下腹部反射区

## 日常调理指南

◎本病发作期间，应卧硬板床，以卧床休息为主，这样有助于缓解症状，但卧床时间不宜过久，一般超过3～4周，症状缓解时，可下床逐渐锻炼，如做腰肌锻炼、打太极拳等。

◎适当参加各种体育活动，运动后要注意保护腰部和患肢。

# 髋关节滑膜炎

kuanguanjiehuamoyan

髋关节滑膜炎，又叫髋关节一过性（暂时性）滑膜炎，其发病原因可能与病毒感染、创伤、细菌感染及变态反应（过敏反应）有关。主要表现为髋关节肿胀、疼痛，功能障碍，肌萎缩，活动受限等症状，多突然发病。

## 特效穴位按摩

### 1 按揉肾俞穴

- **取穴定位：**位于腰部，在第2腰椎棘突下旁开2横指宽处。
- **按摩方法：**被按摩者取俯卧位，按摩者用两手拇指按压肾俞穴1分钟，再顺时针方向按揉1分钟，然后逆时针方向按揉1分钟。
- **功效主治：**此穴具有益肾助阳、强腰利水的作用。多用于治疗腰酸腿痛、腰肌劳损、腰椎间盘突出症、髋关节滑膜炎等。

### 2 按揉环跳穴

- **取穴定位：**侧卧屈股，在股骨大转子最高点与骶管裂孔连线间的外1/3与内2/3的交点处。
- **按摩方法：**取侧卧，将同侧拇指按于环跳穴，用力按揉20～30次。局部可感到酸胀或电麻感向下肢放射。

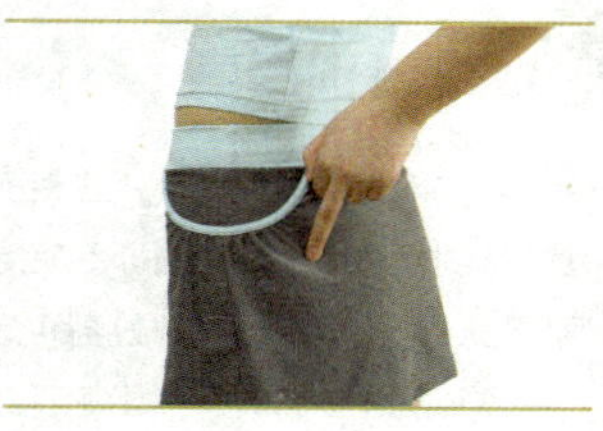

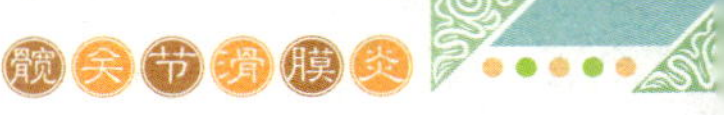

- **功效主治：**多用于治疗腰腿痛、臀部脂肪堆积、臀肌松弛、坐骨神经痛、下肢麻痹、下肢瘫痪、腰骶髋关节及周围软组织疼痛、脑血管病后遗症、髋关节及周围软组织疾病等。

## 3 按揉阳陵泉

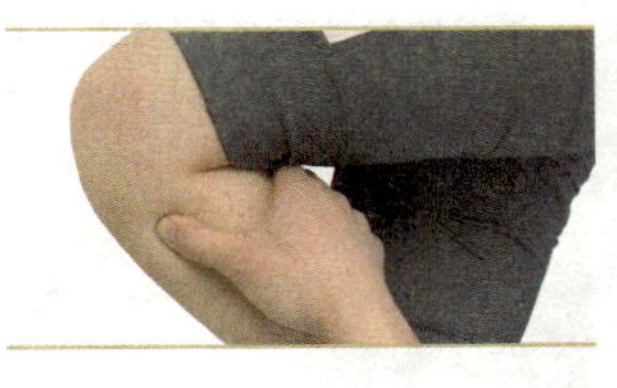

- **取穴定位：**位于膝盖斜下方，在小腿外侧腓骨小头前下方凹陷中。
- **按摩方法：**被按摩者取仰卧位或侧卧位，按摩者用大拇指顺时针方向按揉阳陵泉穴约2分钟，然后逆时针方向按揉约2分钟。
- **功效主治：**此穴具有舒肝利胆、强健腰膝的作用。多用于治疗下肢及全身水肿、腰痛、坐骨神经痛、膝关节周围疼痛。

## 4 按揉血海穴

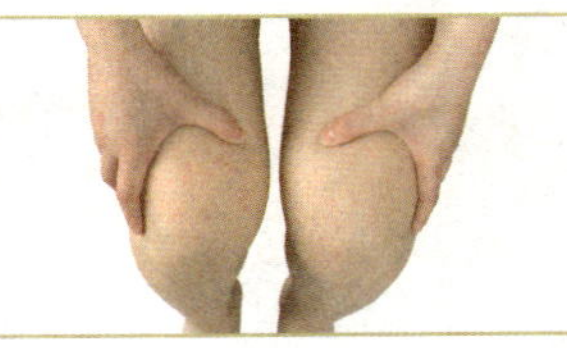

- **取穴定位：**在膝盖骨内侧上缘约3横指宽处。
- **按摩方法：**取坐位，将双手拇指指腹分别放在两侧血海穴上，用力按揉2分钟，以局部酸胀为度。
- **功效主治：**此穴是生血、活血化瘀的要穴，经常按摩此穴可帮助消除髋关节内的炎症及瘀血。

## 5 按揉秩边穴

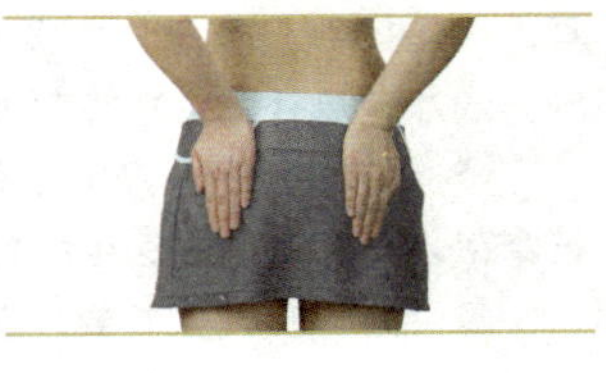

- **取穴定位：**在平第4骶后孔，骶正中嵴旁开4横指处。
- **按摩方法：**取站立位，双手掌根分别按于两侧秩边穴，向外按揉2～3分钟，以局部有温热感或酸胀感为度。
- **功效主治：**此穴多用于治疗髋关节滑膜炎、坐骨神经痛等。

## 足底反射区按摩

- **足部特效反射区：**髋关节、下身淋巴结、肾、膀胱、坐骨神经、肾上腺等反射区。
- 拇指推压法推按髋关节、坐骨神经反射区各50次。
- 食指扣拳法顶压下身淋巴结反射区50次。
- 依次食指扣拳法顶压肾、膀胱、肾上腺反射区各50次，以局部感到胀痛为宜。

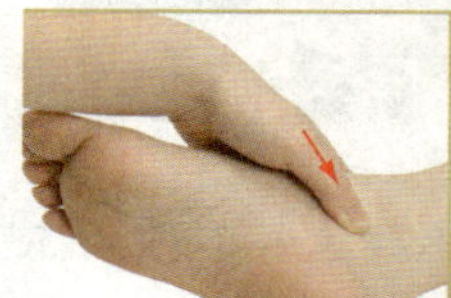
▲ 推按髋关节反射区

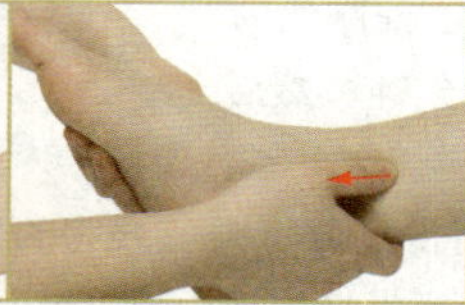
▲ 推按坐骨神经反射区

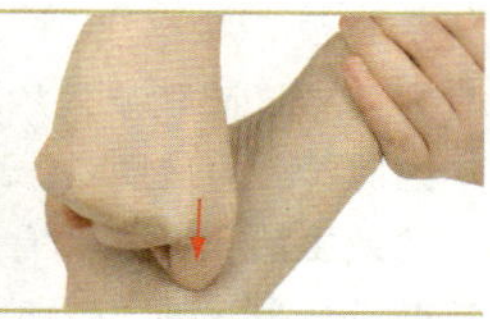
▲ 顶压下身淋巴结反射区

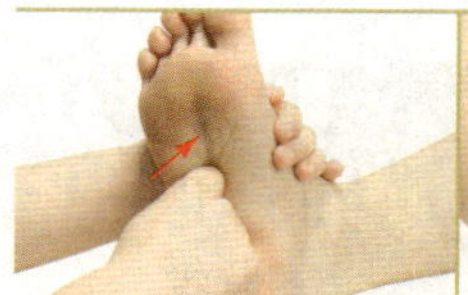
▲ 顶压肾反射区

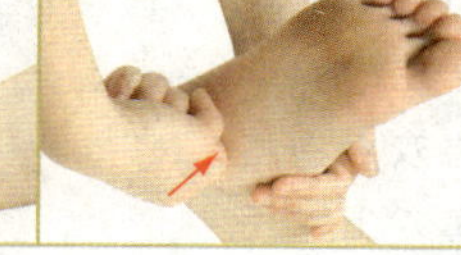
▲ 顶压膀胱反射区

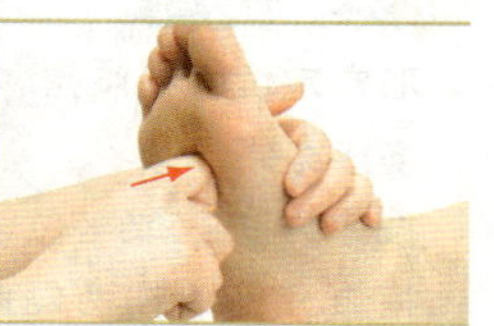
▲ 顶压肾上腺反射区

## 日常调理指南

◎平时应注意清淡饮食，多吃豆腐、菠菜、白菜、猪肉、银耳、莲子汤等，同时还应多吃西瓜、苹果、柿子等水果，不要吃辛辣、油炸、热补、寒凉等刺激性食物及膨化食物。

◎禁止站、跪、爬等动作，并注意卧床休息，如果病情严重可行牵引术，注意需在医生指导下操作。

◎注意保暖，尤其要注意不要感冒，以免加重病情。

◎在关节活动度恢复正常时，可下地行走，但应避免剧烈活动，如跑、跳等动作。

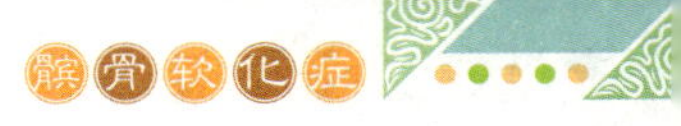

# 髌骨软化症

bingruanhuazheng

髌骨即膝盖骨，呈倒三角形，位于股骨（大腿骨）及胫骨（小腿骨）间，髌骨在日常活动时的上下移动范围可达7厘米，因此若长期承受体重的压力和受外力影响而产生磨损时，则会感到疼痛且膝盖的活动也会受到限制，这就是髌骨软化症，尤其当膝盖弯曲或上下楼梯时，疼痛会加剧或感觉酸软无力。

## 特效穴位按摩

### 1 点揉膝眼穴

- **取穴定位：** 在膝盖骨下方两侧的凹陷中，内侧称内膝眼，外侧称外膝眼，又叫犊鼻。
- **按摩方法：** 在被按摩者膝关节下面垫上薄枕，按摩者用拇、食指点揉膝眼1分钟，以局部有酸胀感为佳。
- **功效主治：** 此穴具有活血通络、疏利关节的作用。多用于治疗髌骨软化症、膝关节肿胀疼痛、膝关节骨性关节炎、腿痛等。

### 2 按揉血海穴

- **取穴定位：** 在膝盖骨内侧上缘约3横指宽处。
- **按摩方法：** 取坐位，将双手拇指指腹分别放在两侧血海穴上，用力按揉2分钟，以局部酸胀为度。

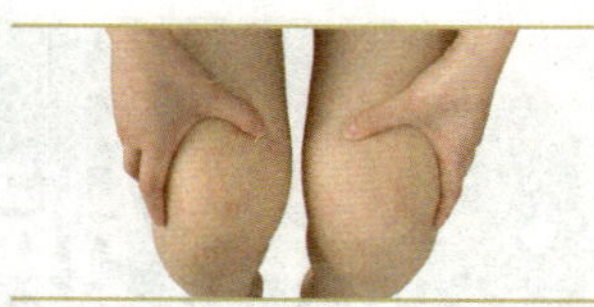

- **功效主治：**此穴是生血和活血化瘀的要穴，经常按摩此穴可促进髌骨的新陈代谢及营养供给，恢复髌骨的正常活动功能。

### 3 按揉膝阳关

- **取穴定位：**位于膝外侧，在阳陵泉上3寸，股骨外上髁上方的凹陷处。



- **按摩方法：**取坐位，用拇指顺时针方向按揉膝阳关穴约2分钟，再逆时针按揉约2分钟，以感到酸胀为宜。
- **功效主治：**此穴具有疏利关节、祛风化湿的作用。多用于治疗膝关节炎、髌骨软化症、下肢瘫痪、膝关节及周围软组织疾患、股外侧皮神经麻痹、坐骨神经痛等。

## 足底反射区按摩

- 食指扣拳法顶压膝关节反射区30次。
- 依次食指扣拳法顶压肾、肝、肾上腺、膀胱、甲状旁腺反射区各10次，以局部胀痛为宜。
- 食指扣拳法顶压下身淋巴结反射区50次。

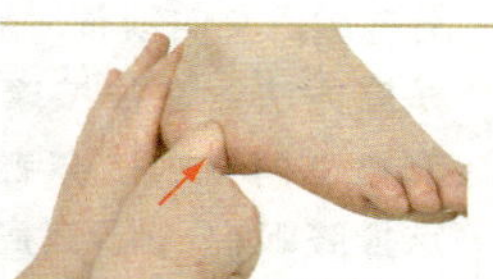

▲ 顶压膝关节反射区

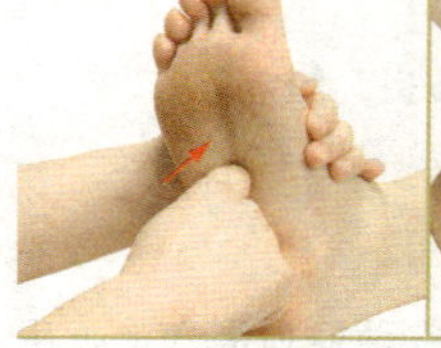

▲ 顶压肾反射区

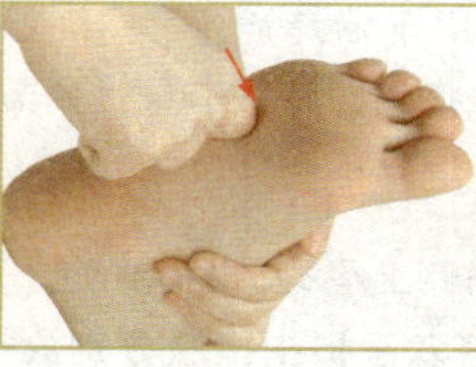

▲ 顶压肝反射区

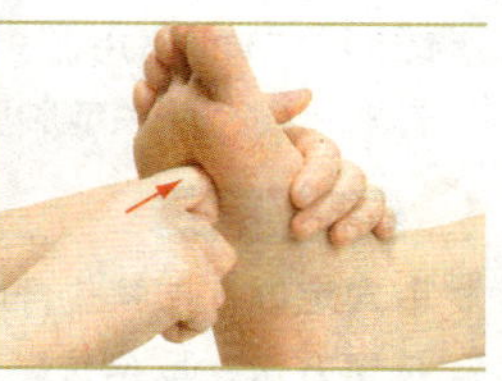

▲ 顶压肾上腺反射区

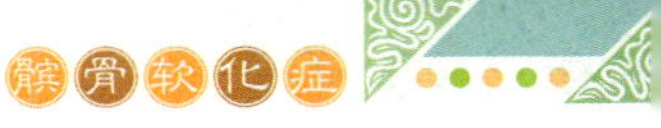


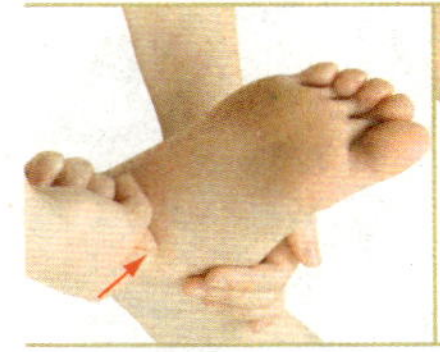
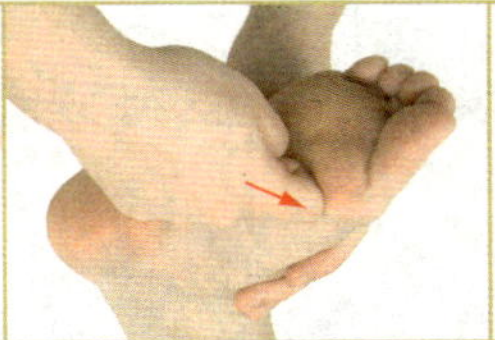
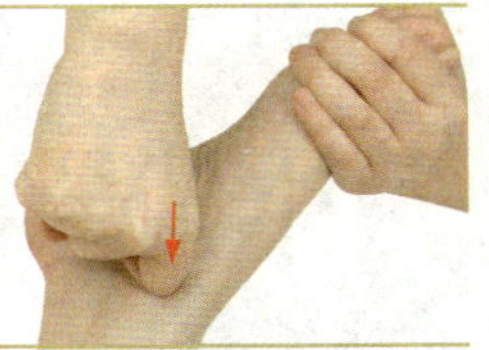

▲ 顶压膀胱反射区　▲ 顶压甲状旁腺反射区　▲ 顶压下身淋巴结反射区

## 其他按摩方法

- **拧捏大腿：** 拧捏大腿时，双手应像拧毛巾一样揉捏大腿肌肉，可由膝部开始到大腿根部为止，一点一点拧捏。重复5次。
- **按压大腿及膝正面：** 双手手掌掌根由膝部开始向大腿根部移动，用力按压大腿正面。重复5次。
- **摩挲大腿及膝：** 双手交替用掌心从膝部摩挲至大腿根部。做10次。

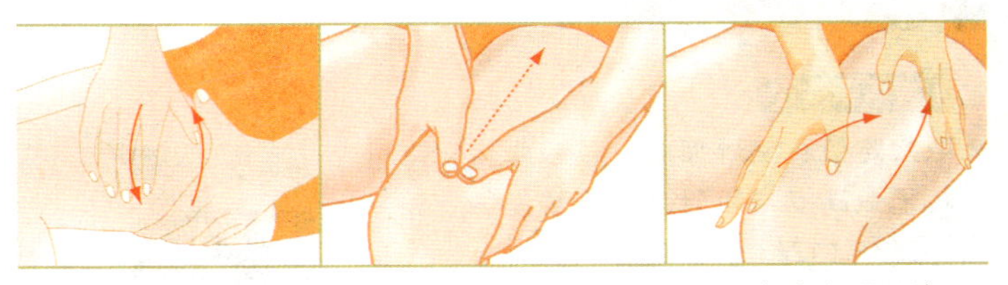

▲ 拧捏大腿　▲ 按压大腿及膝正面　▲ 摩挲大腿及膝

## 日常调理指南

◎在病变早期，应减少膝关节活动量，用绷带或轻便支架保护，如症状持续数月不能缓解而影响工作或生活时，可考虑手术。

◎肿胀、疼痛突然加剧时，应行冷敷，48小时后改用湿热敷和理疗。

◎加强关节保护。如果要锻炼应带护膝，且不要超负重，可由小渐大，匀速省力。途中应注意适当休息，并补充水分。

◎避免长期、用力、快速屈伸运动，如膝全蹲、走斜坡、爬山及上下楼梯等活动，以减少关节磨损及受力。

# 股骨头坏死

gugutouhuaisi

股骨头坏死，又称为“股骨头无菌性坏死”，或“股骨头缺血性坏死”，早期表现为左胯下疼痛，慢慢地疼痛会逐渐加重，站立、行走时间都不能太长，活动不灵便，走路带跛行。此病是由于多种原因导致的股骨头局部血液运行不良，从而引起骨细胞进一步缺血、坏死、骨小梁断裂、股骨头塌陷的一种病变。

## 特效穴位按摩

### 1 按揉环跳穴

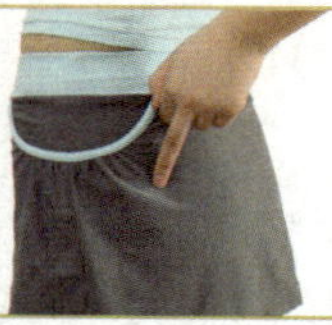

- **取穴定位：** 侧卧屈股，在股骨大转子最高点与骶管裂孔连线间的外1/3与内2/3的交点处。
- **按摩方法：** 取侧卧，将同侧拇指按于环跳穴，用力按揉20～30次，局部可感到酸胀或电麻感向下肢放射。
- **功效主治：** 此穴具有祛风化湿、强健腰膝的作用。多用于治疗腰腿痛、髋关节及周围软组织疾病、股骨头坏死、坐骨神经痛、下肢麻痹、脑血管病后遗症等。

### 2 按揉肾俞穴

- **取穴定位：** 位于腰部，在第2腰椎下旁开2横指宽处，左右各一穴。
- **按摩方法：** 取坐位或站立位，双手中指按于两侧肾俞穴，用力按揉30～50次；或握空拳揉擦穴位30～50次，擦至局部有热感为佳。

- **功效主治：** 此穴具有益肾助阳、强腰利水的作用。多用于治疗腰酸腿痛、腰肌劳损、腰椎间盘突出症、下肢肿胀、股骨头坏死、全身疲劳等。

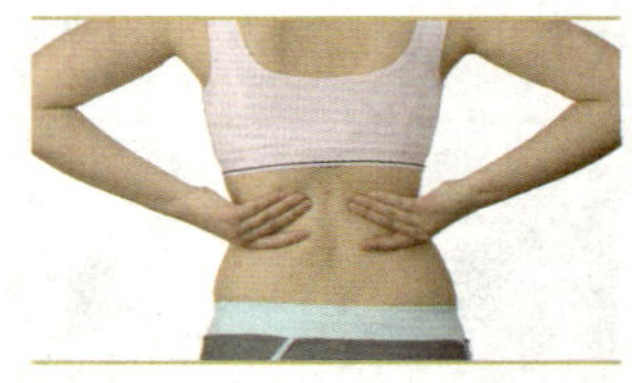

### 3 按揉三阴交

- **取穴定位：** 位于小腿内侧，在内踝尖直上4横指，胫骨后缘处。
- **按摩方法：** 被按摩者取仰卧位，按摩者用拇指顺时针按揉三阴交2分钟，然后逆时针按揉2分钟。

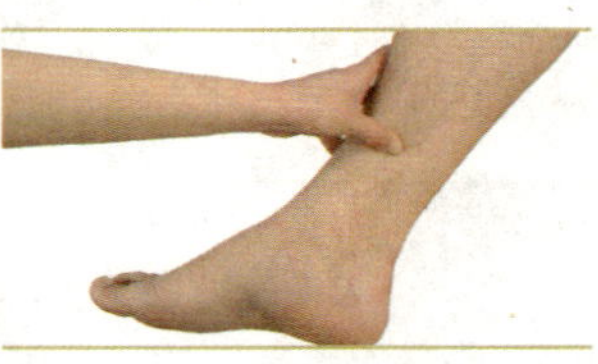

- **功效主治：** 股骨出现的病灶与脾脏关系极大，通过按摩可加强脾的功能，而三阴交是脾经上的重要穴位，经常按摩此穴可增强脾脏功能，以使髀骨的邪气逐步排除，使股骨头坏死的病情得以好转。

## 足底反射区按摩

- **足部特效反射区：** 髋关节、上身淋巴、下身淋巴、胸部淋巴、肾上腺和脾、甲状旁腺等反射区。
- 食指扣拳法顶压下身淋巴结、肘关节反射区各50次。
- 拇指推压法推按髋关节反射区50次。
- 食指扣拳法顶压上身淋巴结、肾上腺反射区各50次，以局部有酸痛感为宜。
- 食指扣拳法顶压胸部淋巴结反射区50次。
- 食指扣拳法顶压脾反射区50次。

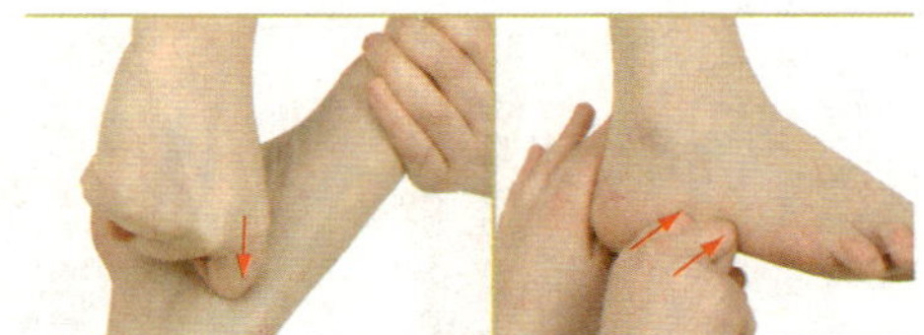

▲ 顶压下身淋巴结反射区 ▲ 顶压肘关节反射区

● 食指扣拳法顶压甲状旁腺反射区各50次。

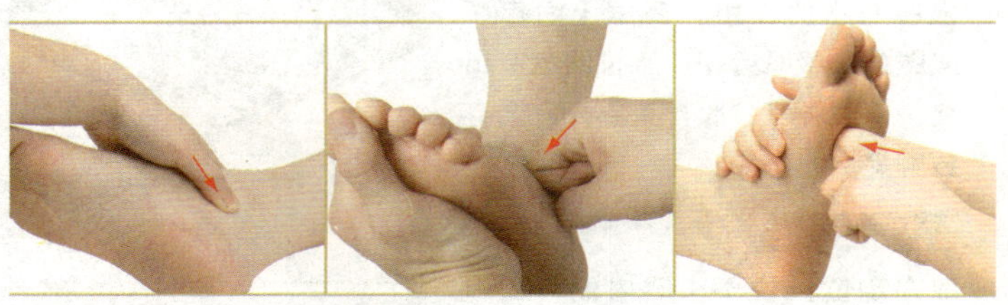

▲ 推按髋关节反射区 ▲ 顶压上身淋巴结反射区 ▲ 顶压肾上腺反射区

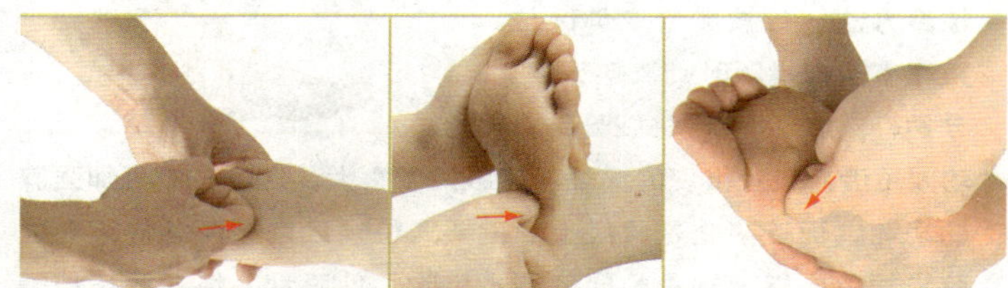

▲ 顶压胸部淋巴结反射区 ▲ 顶压脾反射区 ▲ 顶压甲状旁腺反射区

## 其他按摩方法

● **推揉下肢**：从小脚趾的根部开始推，依次推向脚腕处的踝关节，每一根脚趾推9下。推完以后再揉小腿上的三阴交，再沿着膀胱经从承山一直揉到委中。

● **腿部分点按摩**：从委中到承扶分成9点，每一点都做顺9逆6（顺时针按揉9次，逆时针按揉6次）。把9个点做完以后，让病人侧

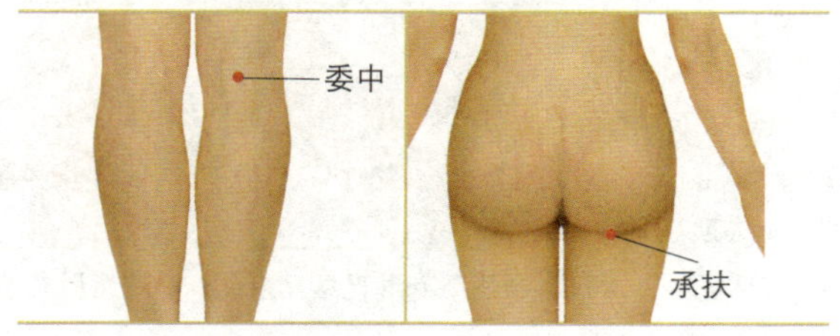

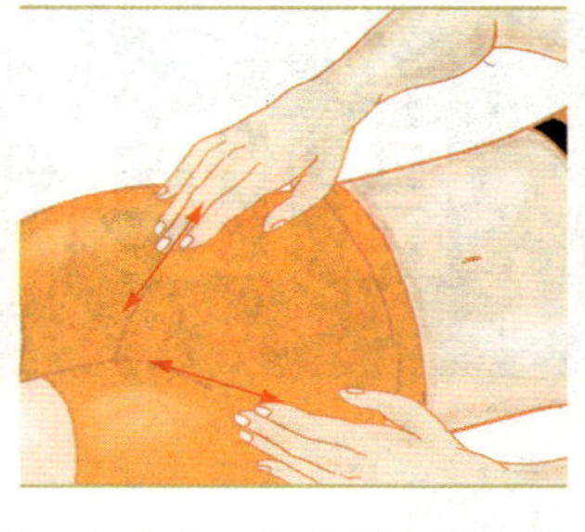

身，从股骨关节到阳陵泉，分成6点，每点顺9逆6。然后再在内髋关节，就是骨盆、耻骨和大腿根交的这个地方，一直到阴陵泉，分4点，每点做顺9逆6，做完按摩后便可使整个下肢全疏通开。

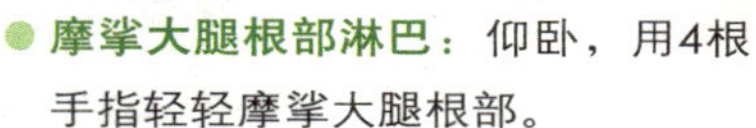

- **摩挲大腿根部淋巴：** 仰卧，用4根手指轻轻摩挲大腿根部。
- **按揉大腿上的痛点：** 在环跳穴附近找一个痛点，先在痛点的上下左右按揉，顺36逆24，然后按揉当中痛点，顺90逆60，再四边敲击，上下左右各敲击9下，中间敲击81下。

## 按摩时的注意事项

- 股骨颈骨折、血友病骨坏死的患者不宜做按摩。
- 老年人骨骼含钙量减少，无机成分增多，骨质疏松，在进行按摩时应注意手法不要过猛。
- 患股骨头坏死的患者在感冒发热时或局部有炎症时不宜做按摩。

## 日常调理指南

◎平时应多吃高钙食物，如多喝骨头汤、牛奶，多吃虾仁、奶酪、海带、紫菜等食物。同时还应多吃新鲜的蔬菜和水果，以预防股骨头坏死的出现。

◎禁食辣椒、白酒等刺激性食物，以及油炸、肥肉等肥腻食物。

◎平时还应经常晒太阳，以促进体内钙和维生素D的合成。

# 骨性关节炎

guxingguanjieyan

骨性关节炎是一种常见的慢性退行性关节炎，又称为“骨关节病”、“退行性关节病”、“肥大性关节病”，以关节软骨变性、骨赘形成和软骨下骨质囊性变为特点。临床主要表现：逐渐加重的关节疼痛、肿胀和僵立，严重者出现关节功能障碍和畸形。其病因可有外伤、姿势不正、内分泌紊乱及遗传等。

## 特效穴位按摩

### 1 按揉膝阳关

膝阳关

- **取穴定位：** 位于膝外侧，在阳陵泉上3寸，股骨外上髁上方的凹陷处。
- **按摩方法：** 用双手拇指顺时针按揉膝阳关2分钟，然后再逆时针按揉2分钟。
- **功效主治：** 此穴具有疏利关节、祛风化湿的作用。多用于治疗膝关节骨性关节炎、膝关节及周围软组织疾患、股外侧皮神经麻痹、下肢瘫痪、坐骨神经痛等。

### 2 按揉梁丘穴

- **取穴定位：** 屈膝，在髌骨外上缘上2寸处。
- **按摩方法：** 取坐位，屈膝，用双手拇指指尖压迫约1分钟，以局部有酸胀感为度。

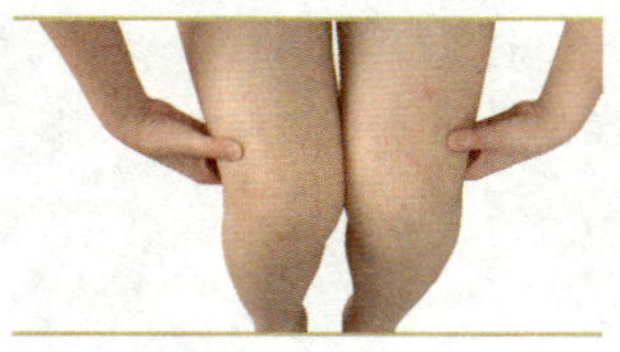

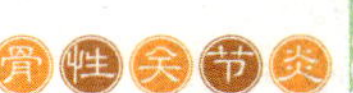

● **功效主治**：此穴具有理气和胃、通经活络的作用。多用于治疗风湿性关节炎、髌上滑囊炎、髌骨软化症、膝关节病变等症。

### 3 揉按中渚

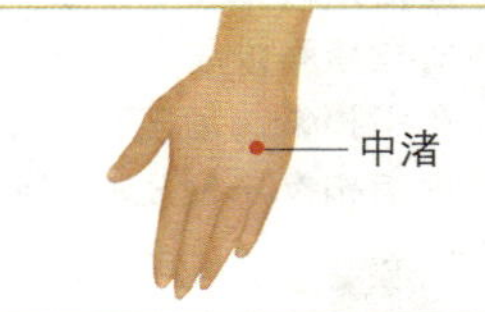


● **取穴定位**：在手背第4、5掌指关节后方的凹陷中，液门穴直上1寸处。

● **按摩方法**：用一只手的大拇指和食指分上下用力揉按另一只手上的中渚穴，先吸一口气，然后慢慢呼出，按5~7秒钟。然后，再以同样的方法换手做。每只手做5次。

● **功效主治**：此穴为三焦经的“俞穴”，具有清热通络、活血止痛的作用。多用于治疗膝关节骨性关节炎、劳损性关节疼痛、膝部神经痛等。

### 4 按揉手三里

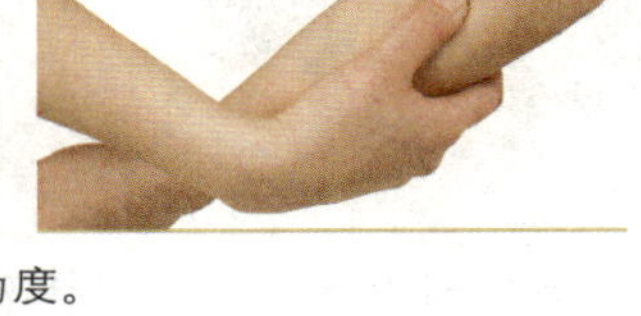

● **取穴定位**：在肘横纹外侧端，曲池下2寸处。

● **按摩方法**：前臂稍屈曲，用对侧拇指腹按于手三里穴，由轻而重向外按揉2分钟，以局部有酸胀感为度。

● **功效主治**：此穴具有通经活络、清热明目、调理肠胃的作用，而且中医认为“下病上治，膝病肘治”，因此经常按揉手三里不仅能治疗肘关节疼痛，还对治疗膝关节疼痛有特效。

## 足底反射区按摩

● **足部特效反射区**：膝关节、肾、肝、肾上腺、膀胱、甲状旁腺、输尿管、肺、头颈淋巴结、胸部淋巴结、下身淋巴结等反射区。

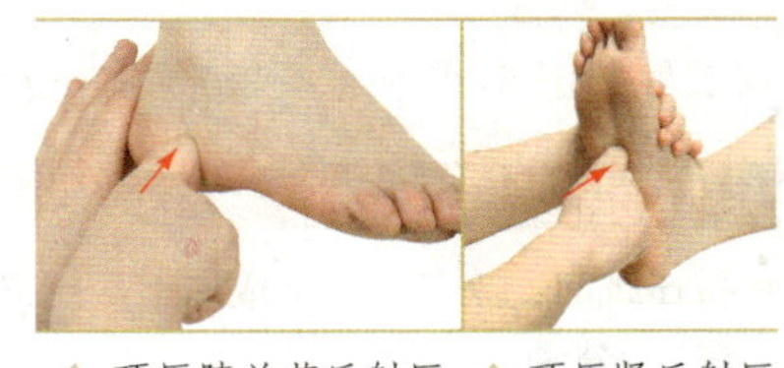

▲ 顶压膝关节反射区 ▲ 顶压肾反射区

- 依次食指扣拳法顶压膝关节、肾、肝、肾上腺、膀胱、甲状旁腺反射区各10次，以局部胀痛为宜。
- 拇指指腹推压法推按输尿管反射区50次。
- 拇指指腹推压法推按肺反射区50次。
- 食指扣拳法顶压头颈淋巴结反射区50次。
- 食指扣拳法顶压胸部淋巴结反射区和下身淋巴结反射区各50次。

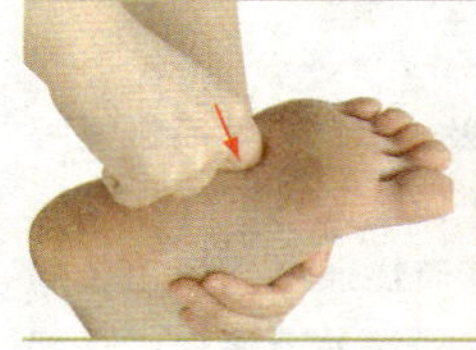
▲ 顶压肝反射区

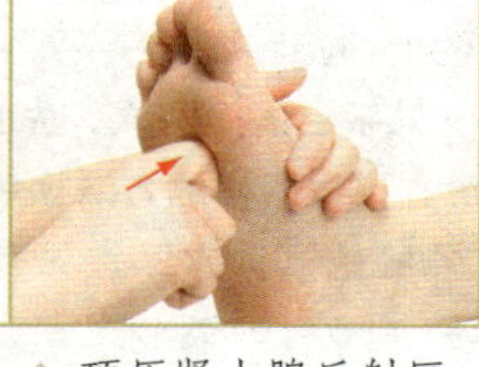
▲ 顶压肾上腺反射区

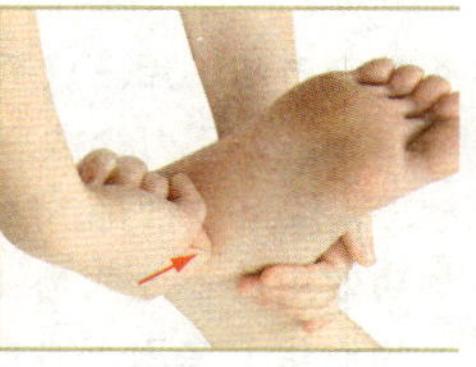
▲ 顶压膀胱反射区

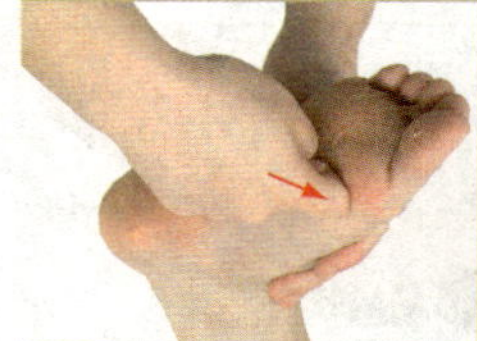
▲ 顶压甲状旁腺反射区

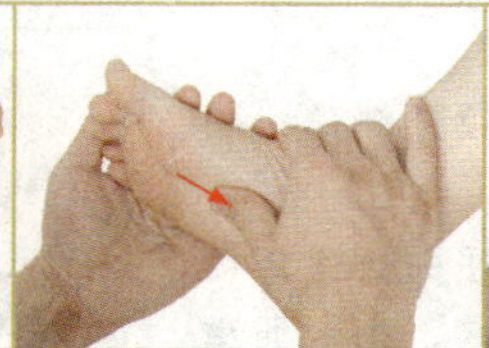
▲ 推按输尿管反射区

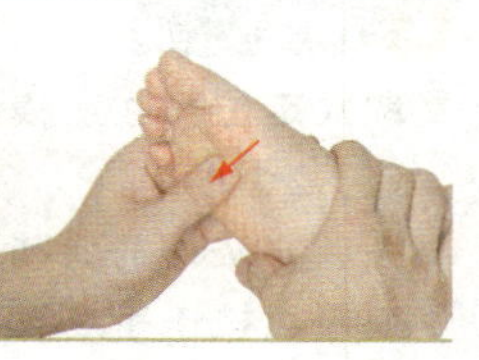
▲ 推按肺反射区

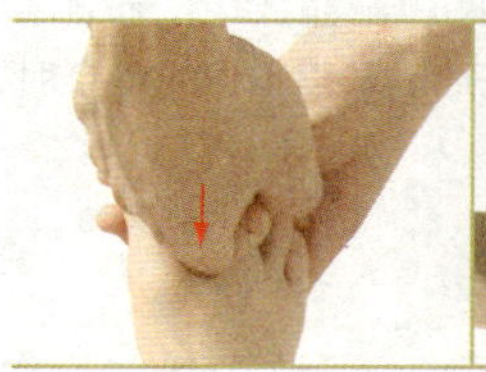
▲ 顶压头颈淋巴结反射区

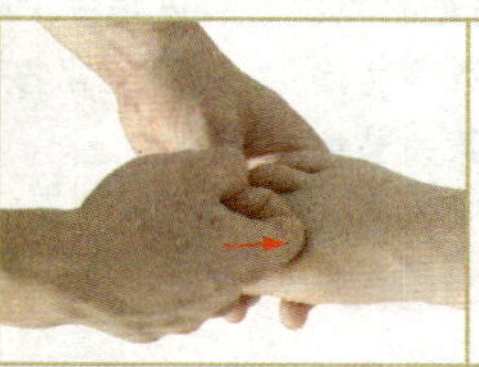
▲ 顶压胸部淋巴结反射区

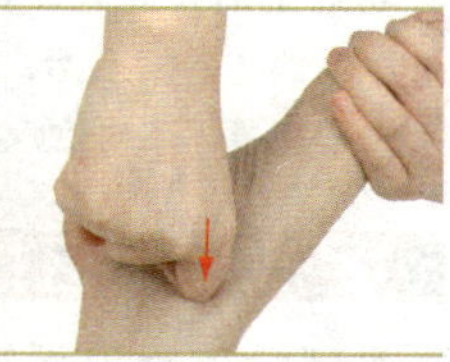
▲ 顶压下身淋巴结反射区

## 其他按摩方法

- **按压趾间：** 坐于地板上或床上，用拇指强力按压8个趾间，每次按压约2分钟。

- **挤压腿部**：取俯卧位，按摩者双手夹住被按摩者的脚踝，然后向大腿根部方向按压约5分钟。
- **交替摩挲小腿**：坐于地板上或床上，双手交替向上摩挲从脚踝到膝部的部位，摩挲约5分钟。
- **画圆按摩小腿**：坐于地板上或床上，从脚踝至膝部下方，以画圆圈的方式按摩约3分钟。
- **按压膝后淋巴**：屈膝，双手的中指及无名指按压膝部的内侧。

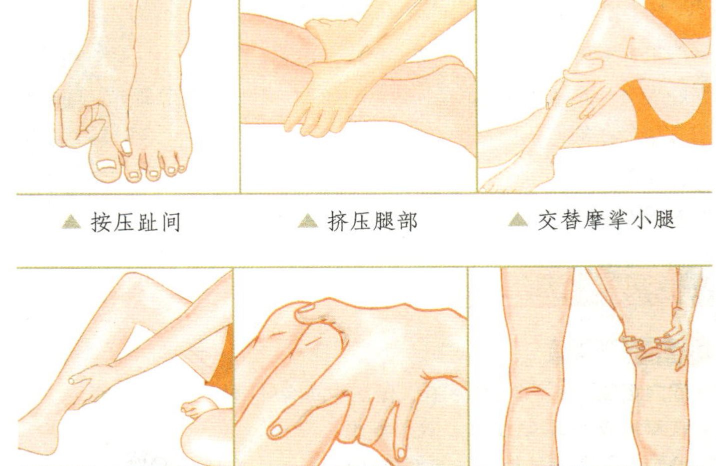

▲ 按压趾间　▲ 挤压腿部　▲ 交替摩挲小腿

▲ 画圆按摩小腿　▲ 按压膝后淋巴（正面）　▲ 按压膝后淋巴（背面）

## 日常调理指南

◎患者可配合湿热敷，每天1次，每次10分钟，水温不要太高，以免烫伤。可使用艾条悬灸，每天1次，每次10分钟，可与热敷交替使用，或早、晚各1次。

◎患者平时应注意保暖，避免肢体关节过多劳累。

# 风湿性关节炎

fengshixingguanjieyan

风湿性关节炎是一种与链球菌感染，或链球菌合并病毒感染有关的，变态反应性疾病侵犯到关节的滑膜面发生的免疫性炎症。本病常发生于膝、踝、肩、肘、腕等大关节，可同时出现多个关节的红肿热痛。清晨起床时，身体困倦、疲劳、酸痛、关节僵硬，这是关节风湿的初期症状。急性风湿热时，有低热（38℃左右），关节红肿、疼痛等症状，局部皮下有风湿结节，严重时可有关节积液。在季节变化，或阴雨不断的天气里，这种疼痛会越发严重。

## 特效穴位按摩

### 1 按揉秩边穴

- **取穴定位**：在平第4骶后孔，骶正中嵴旁开4横指处。
- **按摩方法**：取站立位，双手掌根分别按于两侧秩边穴，向外按揉2～3分钟，以局部有温热感或酸胀感为度。
- **功效主治**：此穴具有舒筋活络、强壮腰膝、调理下焦的作用。多用于治疗腰背痛、腰肌劳损、急性腰扭伤、坐骨神经痛、梨状肌损伤综合征、风湿性关节炎、下肢痛、下肢瘫痪、脑血管病后遗症等。

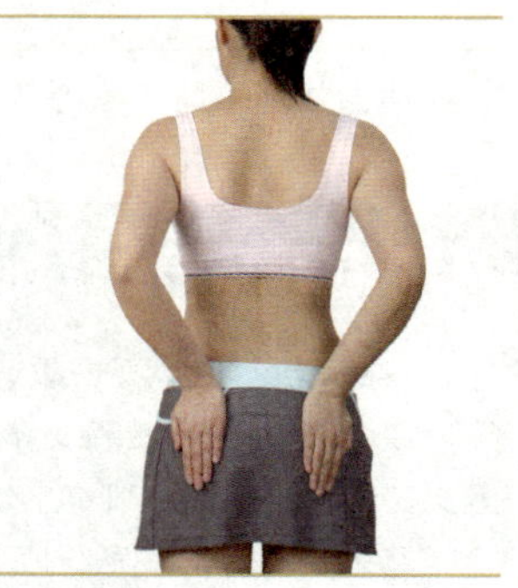

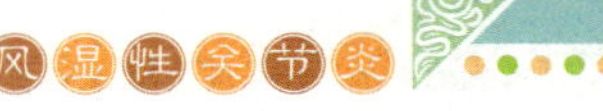

## 2 按揉梁丘穴

- **取穴定位：** 屈膝，在髌骨外上缘上2寸处。
- **按摩方法：** 取坐位，屈膝，用双手拇指指尖压迫约1分钟，以局部有酸胀感为度。
- **功效主治：** 此穴具有理气和胃、通经活络的作用。多用于治疗风湿性关节炎、髌上滑囊炎、髌骨软化症、膝关节病变等。

## 3 点揉膝眼穴

- **取穴定位：** 在膝盖骨下方两侧的凹陷中，内侧称内膝眼，外侧称外膝眼，又叫犊鼻。
- **按摩方法：** 给被按摩者膝关节下面垫上薄枕，按摩者用拇、食指点揉膝眼1分钟，以局部有酸胀感为佳。

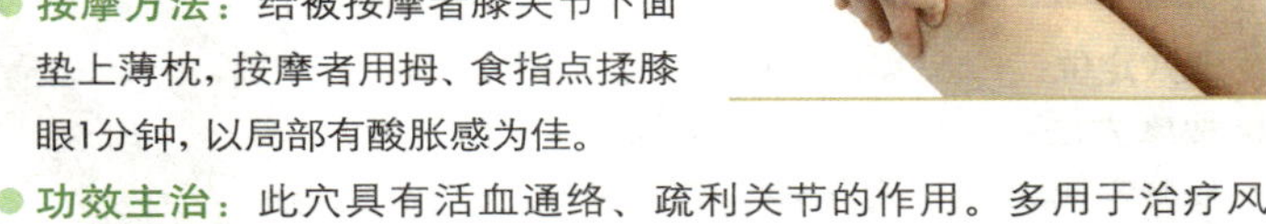

- **功效主治：** 此穴具有活血通络、疏利关节的作用。多用于治疗风湿性关节炎、膝关节肿胀疼痛、膝关节骨性关节炎、腿痛等。

## 4 按揉阳陵泉

- **取穴定位：** 位于膝盖斜下方，在小腿外侧腓骨小头前下方的凹陷中。
- **按摩方法：** 被按摩者取仰卧位或侧卧位，按摩者用大拇指顺时针方向按揉阳陵泉穴约2分钟，然后逆时针方向按揉约2分钟。
- **功效主治：** 此穴具有舒肝利胆、强健腰膝的作用。多用于治疗膝关节炎及周围软组织疾病、下肢瘫痪、下肢及全身水肿、膝关节周围疼痛、膝关节肿胀、风湿性关节炎等。

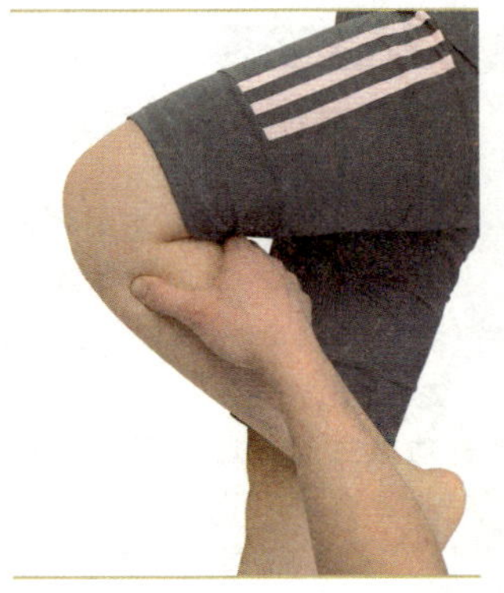

## 5 点按足三里

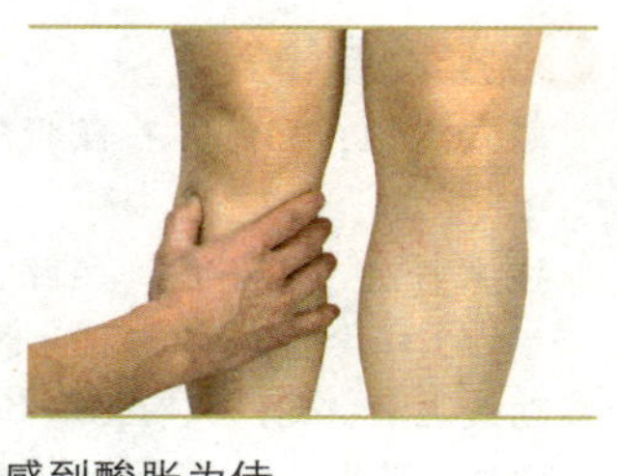

- **取穴定位：** 位于胫骨外侧，在膝盖下方约4横指宽处。
- **按摩方法：** 被按摩者取仰卧位或膝盖稍屈曲，按摩者用拇指顺时针方向按揉足三里穴约2分钟，然后逆时针方向按揉约2分钟，以局部感到酸胀为佳。
- **功效主治：** 此穴具有健脾和胃、扶正培元、通经活络、升降气机的作用。经常按摩此穴可直接刺激病变所触及粘连处，能够有效地松解膝关节局部的粘连，从而改善膝关节内的炎症，恢复关节正常功能。

## 6 按揉丘墟穴

- **取穴定位：** 在外踝前下缘。
- **按摩方法：** 取蹲位，用中指按于丘墟穴(拇指附于内踝后)，向外揉按2分钟，力度以能够忍受为度。
- **功效主治：** 此穴具有健脾利湿、泄热退黄、舒筋活络的作用。多用于治疗坐骨神经痛、膝关节痛、下肢痿痹、踝关节及周围软组织疾病、腓肠肌痉挛等。

## 7 推按昆仑穴

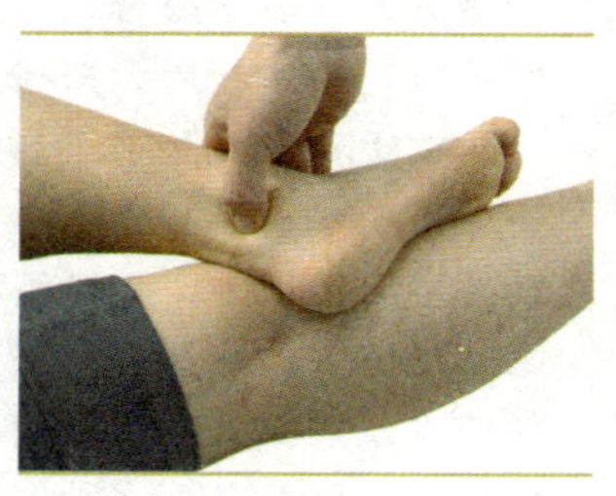

- **取穴定位：** 在外踝正后方凹陷中，外踝与跟腱之间。
- **按摩方法：** 按摩者用手握住被按摩者踝部，用拇指指腹自上而下推按昆仑穴2分钟，以局部有酸胀感为佳。
- **功效主治：** 此穴具有安神清热、舒筋活络的作用。多用于治疗风湿性膝关节炎、膝关节痛、膝关节周围软组织疾患、膝关节肿痛、下肢瘫痪、踝关节扭伤、坐骨神经痛等。

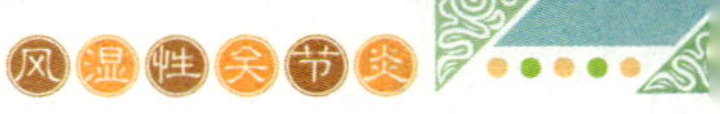

## 足底反射区按摩

- 依次食指扣拳法顶压垂体、肾、肝、膀胱、甲状旁腺、肾上腺反射区各50次，按摩力度以局部胀痛为宜。
- 拇指指腹推压法推按输尿管反射区50次。
- 拇指指腹推压法推按肺反射区50次。
- 食指扣拳法顶压下身淋巴结反射区50次。

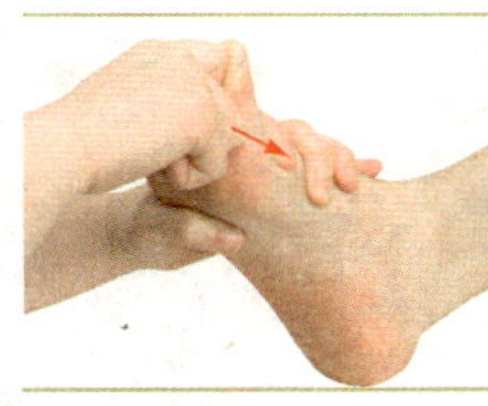

▲ 顶压垂体反射区

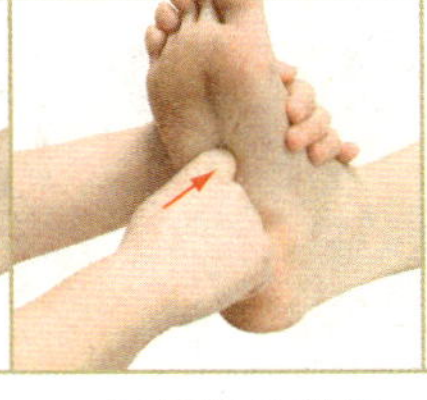

▲ 顶压肾反射区

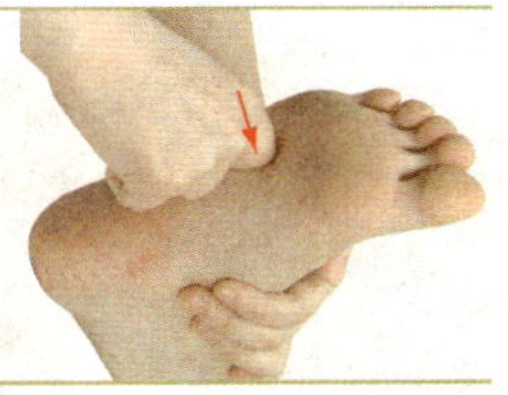

▲ 顶压肝反射区

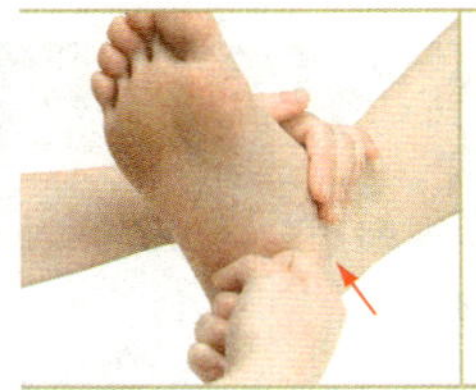

▲ 顶压膀胱反射区

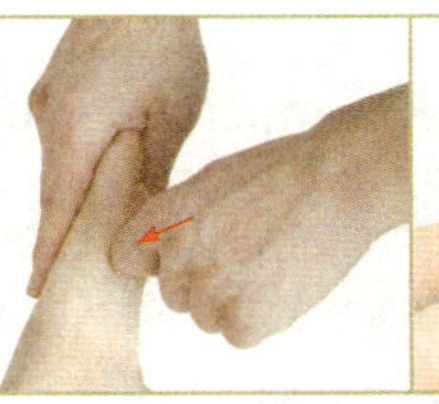

▲ 顶压甲状旁腺反射区

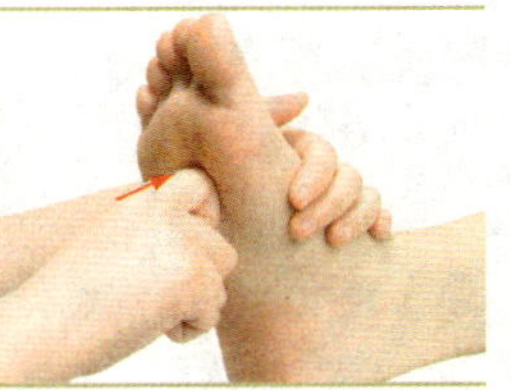

▲ 顶压肾上腺反射区

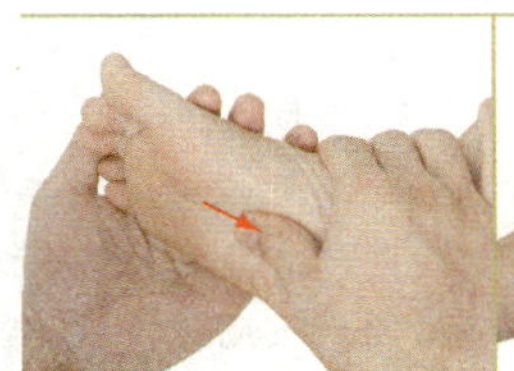

▲ 推按输尿管反射区

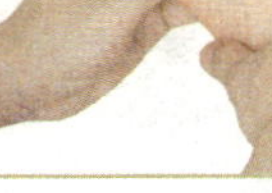

▲ 推按肺反射区

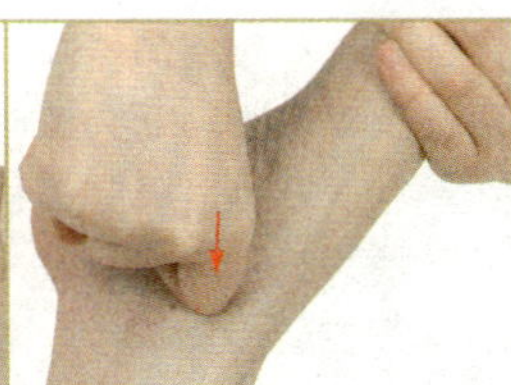

▲ 顶压下身淋巴结反射区

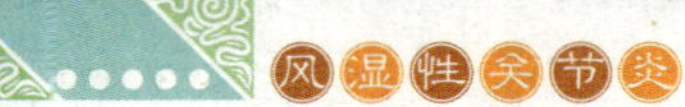


## 其他按摩方法

- **拧捏大腿：** 由膝部开始向大腿根部，用双手像拧毛巾一样进行揉捏，揉捏约5分钟。
- **画圆摩挲大腿：** 用双手的掌心从膝部至大腿根部以画圆圈的方式进行摩挲，摩挲约5分钟。
- **按压大腿正面：** 用双手的拇指按压大腿的正面，可从膝部开始一直按压至大腿根部，按压约5分钟。

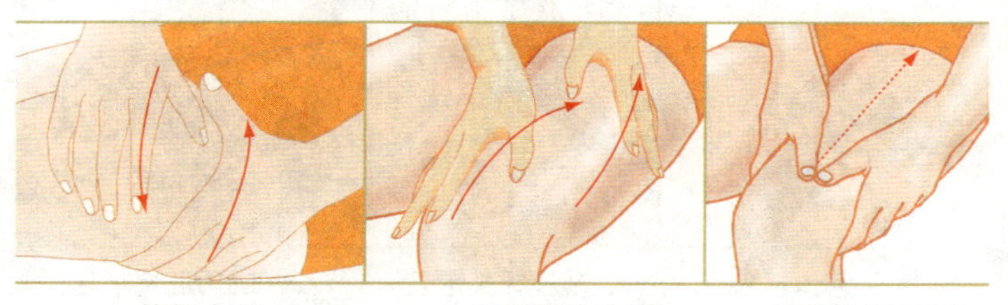

▲ 拧捏大腿　　▲ 画圆摩挲大腿　　▲ 按压大腿正面

## 日常调理指南

◎风湿性关节炎活动期可参照本病治疗，能缩短药物使用的时间，减少药物的剂量，还能补充药物治本的不足。

◎注意休息，劳逸结合，避免过重体力活动。

◎生川乌、生草乌、苍术、乳香、没药、赤芍各15克，细辛、桑寄生各10克，皂角刺20克。行痹加防风、羌活、独活；痛痹加麻黄、附子；着痹加当归、川芎、木通。水煎，药温35℃～40℃，熏蒸及按摩患处，每次30～60分钟，2日1次，5次为1个疗程。

◎取苍术、桑叶、松叶、艾叶各适量，煎汤洗患处，可用于类风湿性关节炎；取马钱子9克、乳香9克、麻黄2克、透骨草30克、细辛10克、甘草9克，将以上药物研粉，装瓶备用。临用时将药粉用香油调成糊状，敷于患处．然后用纱布或塑料布等物覆盖，以纱布固定。每次敷药约24小时，3次为1个疗程。

# 膝关节痛

xiguanjietong

膝关节痛是由于膝关节磨损后，关节软骨和关节周围的韧带、肌腱等组织退变产生的症状。膝关节屈伸不灵活、膝盖僵硬、沉重、酸痛是主要症状，急性期还可能出现膝关节红肿疼痛，不能行走。多数老年人都有膝关节疼痛的症状。

## 特效穴位按摩

### 1 按揉血海穴

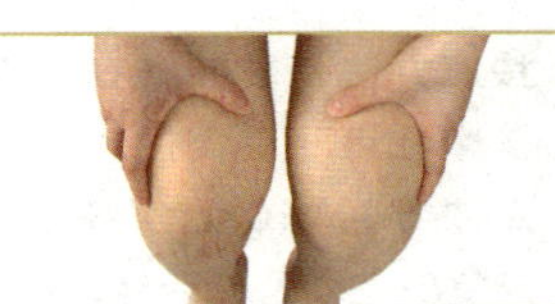

- **取穴定位：** 在膝盖骨内侧上缘约3横指宽处。
- **按摩方法：** 取坐位，将双手拇指指腹分别放在两侧血海穴上，用力按揉2分钟，以局部酸胀为度。
- **功效主治：** 经常按摩此穴可改善膝关节部位的血液循环，有利于膝关节新陈代谢和致痛物质的清除，促进炎性物质的吸收。

### 2 按揉鹤顶穴

- **取穴定位：** 在髌骨上缘正中的凹陷中。
- **按摩方法：** 取坐位，屈膝，用拇指螺纹面按于患侧鹤顶穴，顺时针方向按揉2～3分钟，力量适中，以局部有明显酸胀感为佳。
- **功效主治：** 此穴具有通经活络、通利关节的作用。多用于治疗鹤膝风、膝关节肿痛、膝关节及其周围软组织疾患等。

## 3 点揉膝眼穴

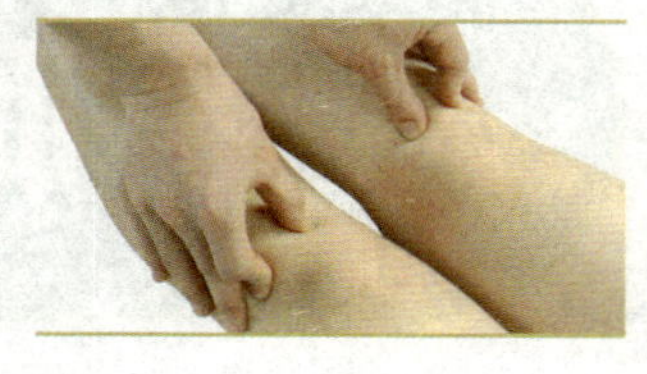

- **取穴定位：** 在膝盖骨下方两侧的凹陷中，内侧称内膝眼，外侧称外膝眼，又叫犊鼻。
- **按摩方法：** 在被按摩者膝关节下面垫上薄枕，按摩者用拇、食指点揉膝眼1分钟，以局部有酸胀感为佳。
- **功效主治：** 此穴具有疏通经络、扶正祛邪的作用。多用于治疗膝关节肿胀疼痛、膝关节骨性关节炎、腿痛等。

## 4 点揉委中穴

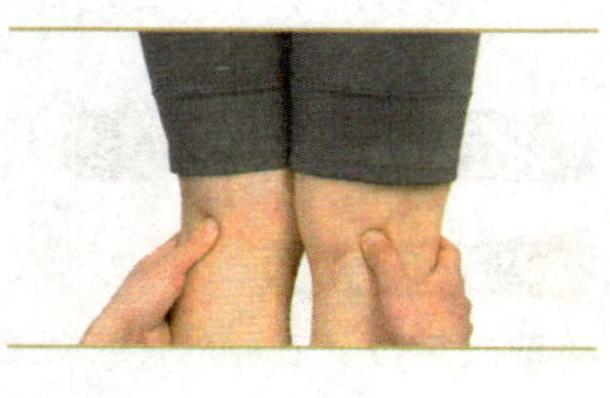

- **取穴定位：** 在膝盖后面，腘窝的正中央。
- **按摩方法：** 被按摩者取俯卧位，按摩者用两手食指、拇指或中指点按委中穴10秒，然后放松3秒，反复5～8次，然后轻轻揉动约2分钟。
- **功效主治：** 此穴具有舒筋活络、泄热清暑、凉血解毒的作用。多用于治疗腰酸腿痛、下肢肿胀、下肢痿痹、膝关节周围疼痛等。

## 5 按揉阴陵泉

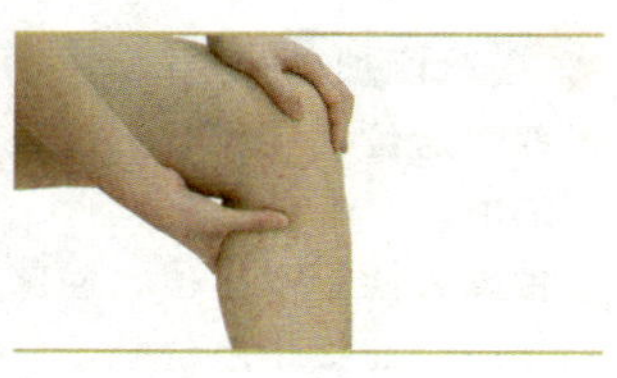

- **取穴定位：** 在膝盖内下侧，胫骨内侧突起的下缘凹陷中。
- **按摩方法：** 取坐位，以拇指指端放于阴陵泉穴处，先顺时针方向按揉2分钟，后再点按半分钟，以酸胀为度。
- **功效主治：** 此穴具有清利湿热、健脾理气、益肾调经、通经活络的作用。多用于治疗膝关节炎、膝关节红肿疼痛、下肢麻痹等。

### 6 按揉阳陵泉

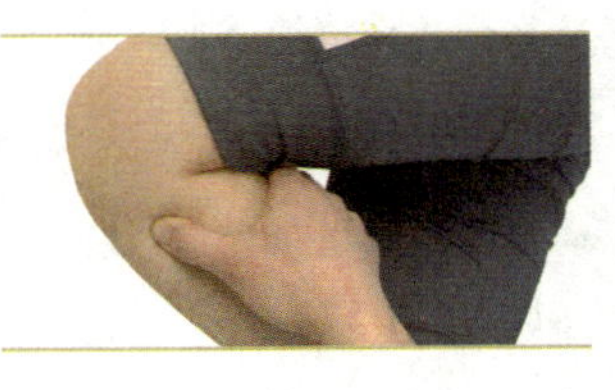

- **取穴定位：** 膝盖斜下方，小腿外侧腓骨小头前下方凹陷中。
- **按摩方法：** 被按摩者取仰卧位或侧卧位，按摩者用大拇指顺时针方向按揉阳陵泉穴约2分钟，然后逆时针方向按揉约2分钟。

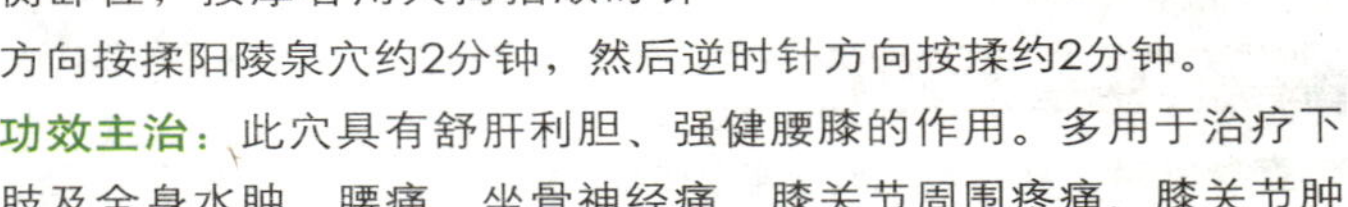

- **功效主治：** 此穴具有舒肝利胆、强健腰膝的作用。多用于治疗下肢及全身水肿、腰痛、坐骨神经痛、膝关节周围疼痛、膝关节肿胀、脚麻痹抽筋等。

### 7 按揉足三里

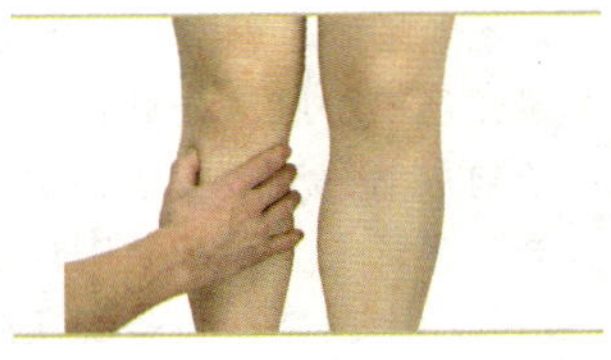

- **取穴定位：** 胫骨外侧，在膝眼下方约4横指宽处。
- **按摩方法：** 按摩者用拇指顺时针方向按揉足三里穴约2分钟，然后逆时针方向按揉约2分钟，以局部感到酸胀为佳。
- **功效主治：** 此穴具有健脾和胃、扶正培元、通经活络、升降气机的作用。多用于治疗膝关节周围疼痛、膝关节骨性关节炎、髌骨软化症等。

## 足底反射区按摩

- 食指扣拳法顶压膝关节反射区30次。

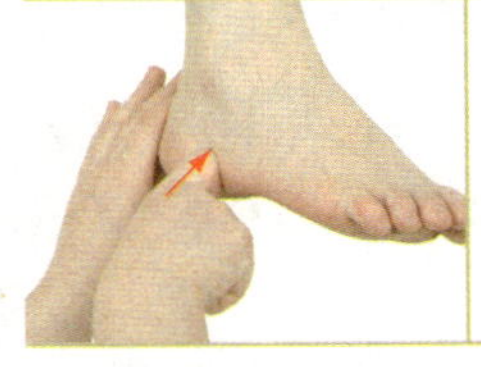

▲ 顶压膝关节反射区

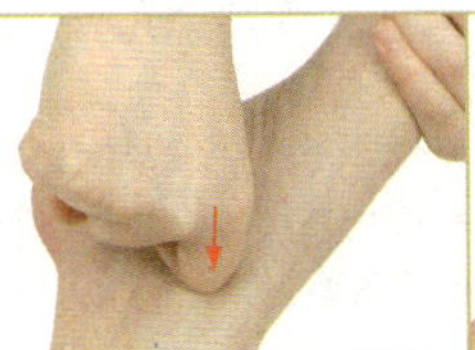

▲ 顶压下身淋巴结反射区

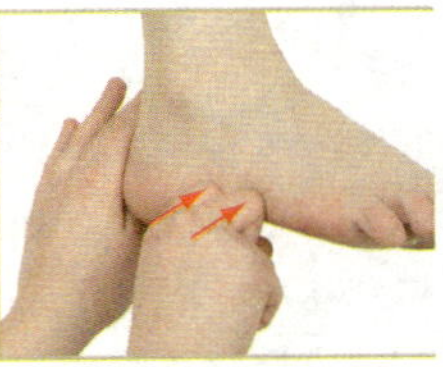

▲ 顶压肘关节反射区

- 食指扣拳法顶压下身淋巴结、肘关节反射区各50次。
- 食指扣拳法顶压脾、肝反射区各50次。

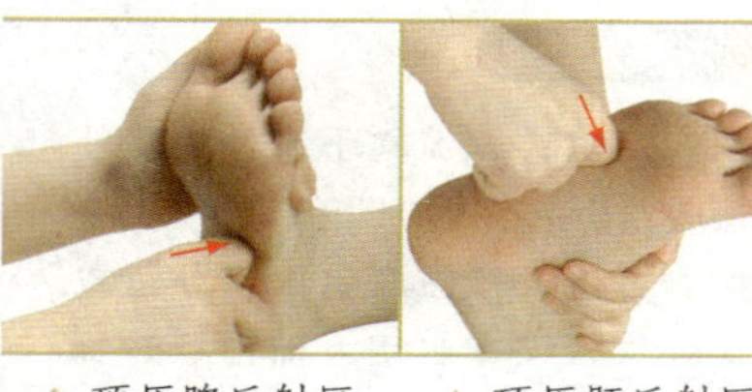
▲ 顶压脾反射区 ▲ 顶压肝反射区

## 其他按摩方法

- **直身跪坐**：晨起后或晚上临睡前，两膝跪在床上练习跪坐。跪坐时腰杆保持直立，臀部尽量向后坐，尽力能接触到脚后部。
- **下蹲压腿**：手扶床沿做下蹲动作，然后做直压腿部动作，即让患侧下肢向前跨半步，处于伸直位或下肢伸出，放在一定高度，轻轻地做压腿运动，手尽量触及足尖部。
- **坐位压腿护膝法**：准备一把椅子，高度与小腿长度差不多，椅子前放置一同等高度的凳子。患者坐在靠背椅上，抬起一条腿放在凳子上，尽量将腿伸直，并适当用力向下压腿，每条腿压腿时间不超过9秒。每次可做5～10分钟。
- **按揉膝关节两侧**：用掌部按揉膝关节内侧或外侧，以痛侧为主。手掌根部着力，力度适中。局部有明显温热感，并向关节内透热。

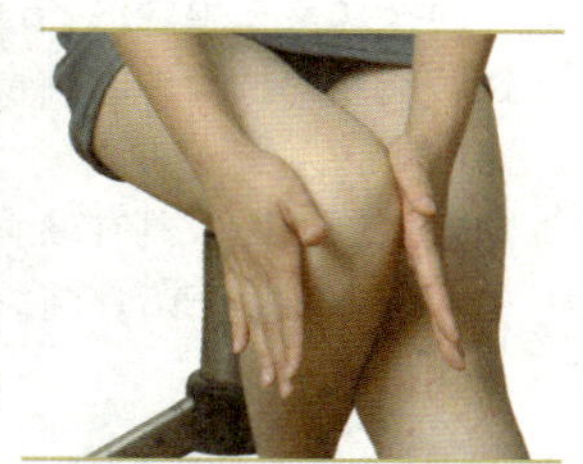
▲ 按揉膝关节两侧

## 日常调理指南

◎发生了关节疼痛以后要尽可能地保暖，可用热水袋热敷或将关节靠近取暖器。在一段时间里减少关节的活动，尽可能地让关节得到休息，以利于关节的修复。

◎膝痛者平时应注意保护膝部，进行体力劳动与体育活动时，应采取正确的姿势，合理用力，以防再次损伤。

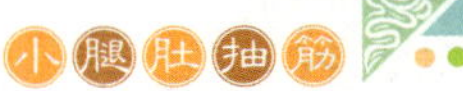

# 小腿肚抽筋

xiaotuiduchoujin

小腿肚抽筋又名“腓肠肌痉挛”。腓肠肌位于小腿后方，过度劳累如长途步行或爬山，使踝关节经常处在屈伸状态，牵拉腓肠肌总是呈紧张状态。此外，踢球、长跑、游泳等使腓肠肌过度疲劳，睡眠时小腿受寒均可引起腓肠肌痉挛。

## 特效穴位按摩

### 1 按揉条口穴

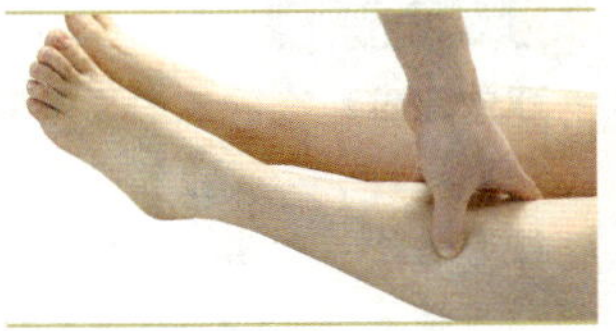

- **取穴定位：**位于小腿外侧上，从膝关节前下方小骨突起到外踝连线的中点。
- **按摩方法：**按摩者用拇指或食指顺时针方向按揉条口穴2分钟，然后逆时针方向按揉2分钟，以局部感到酸胀为佳。
- **功效主治：**此穴具有舒筋活络、理气和中的作用。多用于治疗膝关节炎、小腿肚抽筋、下肢瘫痪、小腿发凉疼痛、小腿肿痛等。

### 2 点按承山穴

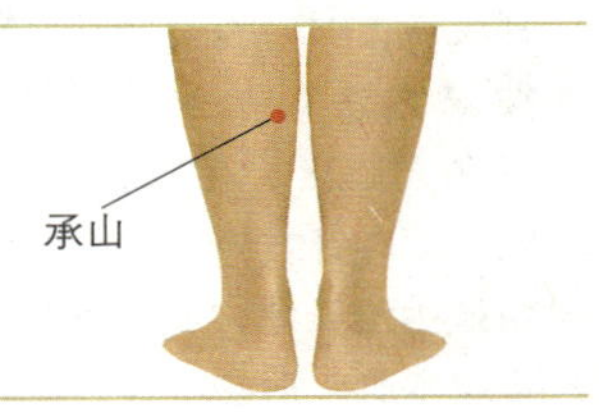


- **取穴定位：**位于腓肠肌两侧肌腹下方，当伸直小腿时，在肌腹出现的人字纹正中。
- **按摩方法：**取坐位，拇指按于患侧承山穴，力量逐渐加重，一般按揉2～3分钟，以有酸胀感为度。

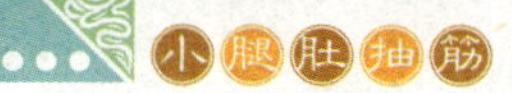


- **功效主治：**此穴具有理气止痛、舒筋活络的作用。多用于治疗腰肌劳损、下肢瘫痪、小腿肚抽筋、坐骨神经痛、腰背痛等。

## 3 按揉承筋穴

- **取穴定位：**在合阳与承山之间中点，腓肠肌肌腹中央；或俯卧或正坐垂足位，小腿后部肌肉的最高点即是该穴。
- **按摩方法：**取坐位，拇指按于患侧承筋穴，顺时针方向按揉2分钟，由轻到重，以有酸胀感为度。
- **功效主治：**此穴具有舒筋活络、强健腰膝、清泄肠热的作用。多用于治疗急性腓肠肌痉挛或麻痹，腰腿拘急、疼痛等。

## 4 按揉委中穴

- **取穴定位：**在膝盖后面，腘窝的正中央处。
- **按摩方法：**取坐位，用中指或食指按于患侧委中穴(拇指于髌骨外侧或膝眼)，由轻渐重地按揉20～40次。
- **功效主治：**此穴具有舒筋活络、泄热清暑、凉血解毒的作用。多用于治疗腰酸腿痛、风湿性膝关节炎、腓肠肌痉挛、下肢肿胀、膝关节周围疼痛、下肢痿痹等。

## 5 按揉三阴交

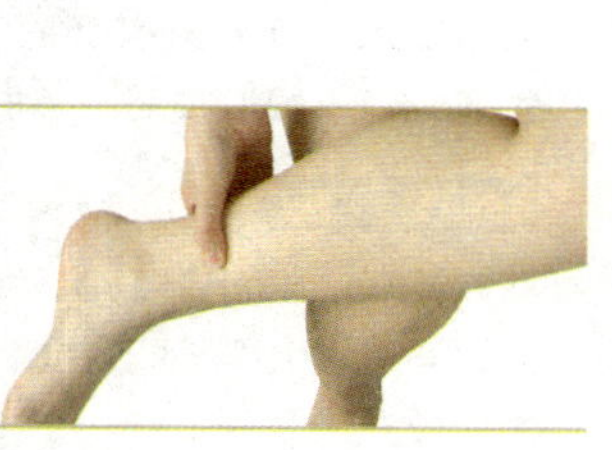

- **取穴定位：**位于小腿内侧，在内踝尖直上4横指，胫骨后缘处。
- **按摩方法：**取坐位，小腿放于对侧大腿上，用拇指按于三阴交穴，顺时针方向按揉约2分钟，以局部有酸胀感为佳。
- **功效主治：**此穴具有活血去瘀、通经止痛的作用。经常按揉此穴可缓解肌肉抽筋所致的疼痛。

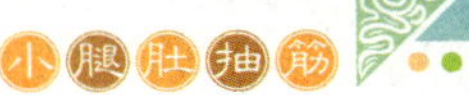


## 6 按揉悬钟穴

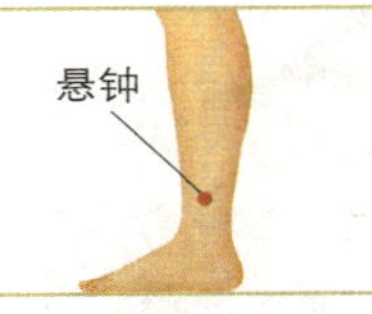


- **取穴定位：** 位于小腿外侧，在外踝尖上3寸，腓骨前缘处。
- **按摩方法：** 取坐位，以一手屈曲食指背按揉悬钟穴2～3分钟。
- **功效主治：** 此穴为八会穴之髓会，具有调和经脉的作用。经常按揉此穴可改善中风后遗症等。

## 足底反射区按摩

- **足部特效反射区：** 甲状腺、甲状旁腺、前列腺、肾、膀胱、肾上腺、尿道、输尿管、下身淋巴结等反射区。
- 拇指指腹推压法推按甲状腺50次。
- 食指扣拳法顶压甲状旁腺反射区50次。
- 依次食指扣拳法顶压前列腺反射区100次，食指扣拳法顶压肾、膀胱、肾上腺、尿道反射区各50次，按摩力度以局部胀痛为宜。
- 拇指指腹推压法推按输尿管反射区50次。
- 食指扣拳法顶压下身淋巴结反射区50次。

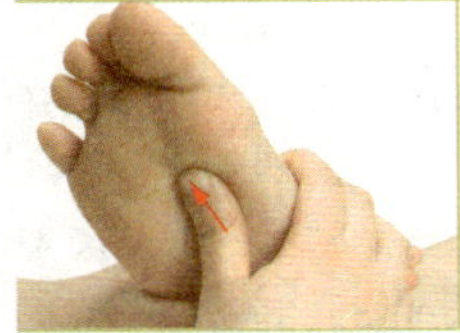
▲ 推按甲状腺反射区

▲ 顶压甲状旁腺反射区

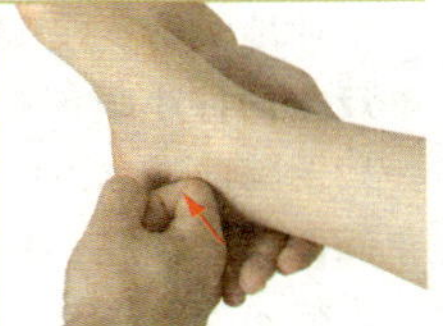
▲ 顶压前列腺反射区

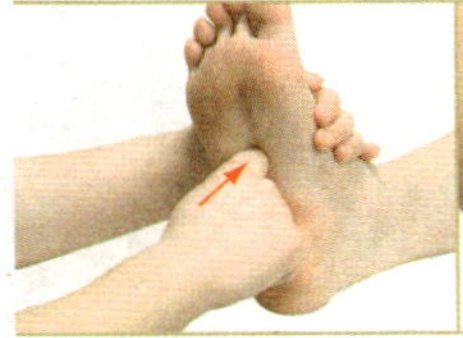
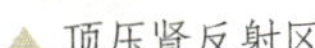
▲ 顶压肾反射区

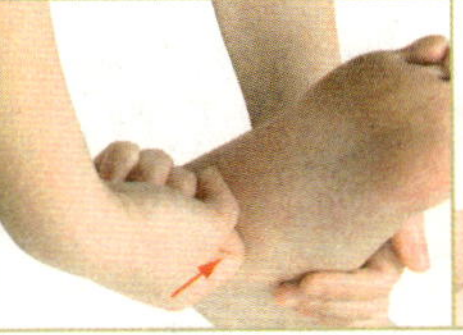
▲ 顶压膀胱反射区

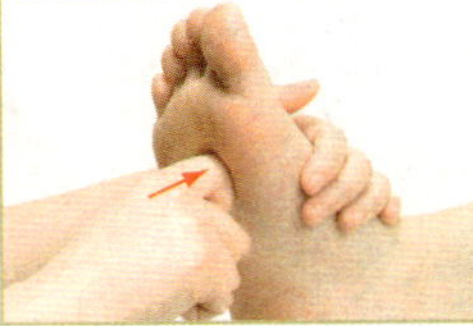
▲ 顶压肾上腺反射区

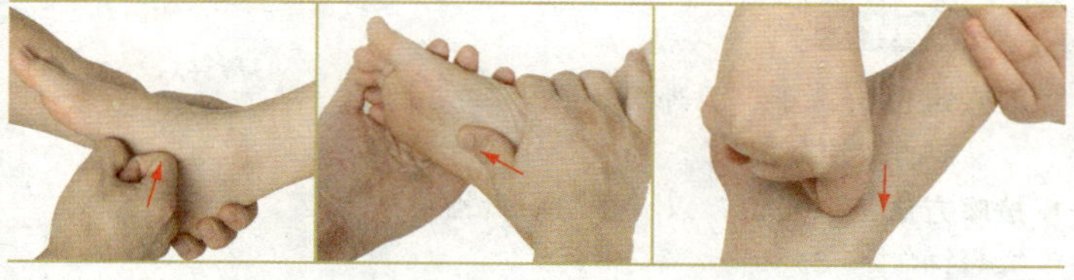

▲ 顶压尿道反射区 ▲ 推按输尿管反射区 ▲ 顶压下身淋巴结反射区

## 其他按摩方法

- **揉拿腓肠肌：** 取坐位，患腿搭在健腿上，拇指与其余四指相对，揉拿腓肠肌100次。

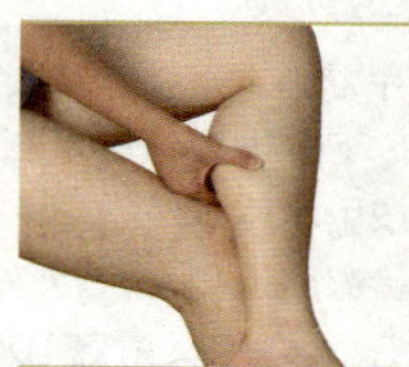

▲ 揉拿腓肠肌

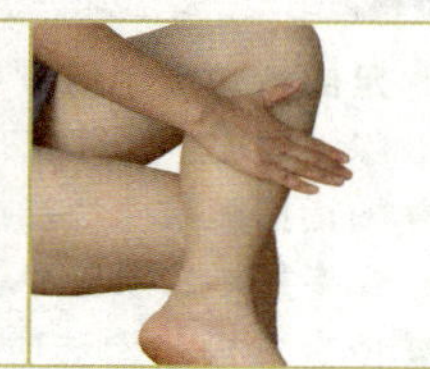

▲ 摩腿肚

- **摩腿肚：** 取坐位，将右手掌或指端放在腓肠肌痛处的上端，轻轻揉摩1分钟，注意局部肌肉要放松，痉挛就可以慢慢缓解。
- **螺旋擦小腿：** 将浴皂擦在手掌或毛巾上，在膝盖与足跟之间做有节律地螺旋状按摩，先由上而下，再由下而上，反复数次。
- **反方向拧小腿：** 双手以拧毛巾的方式，揉捏小腿肌肉，从脚踝开始至膝部下方为止，一点一点进行拧扭，做3～5次。
- **画圆摩挲小腿：** 用双手夹住小腿，由脚踝开始向膝部，像画圆圈一样向上摩挲3～5次。

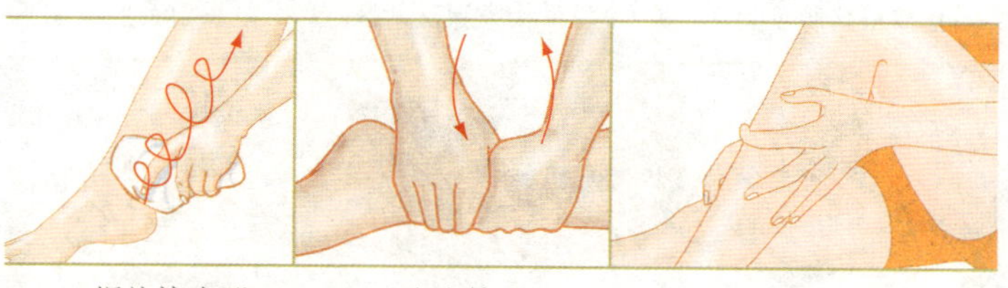

▲ 螺旋擦小腿 ▲ 反方向拧小腿 ▲ 画圆摩挲小腿

# 跟腱炎

genjianyan

跟腱炎是运动创伤常见病，多是运动前准备活动不充分，即猛烈弹跳或急速奔跑，引起跟腱拉伤，或反复大量训练而逐渐产生跟腱损伤。表现为跟腱疼痛，早期疼痛主要发生于活动开始时，一旦活动开了以后，疼痛反而减轻，但再剧烈运动，跟腱紧张可加重疼痛，局部皮肤颜色正常或微红。

## 特效穴位按摩

### 1 按揉阿是穴

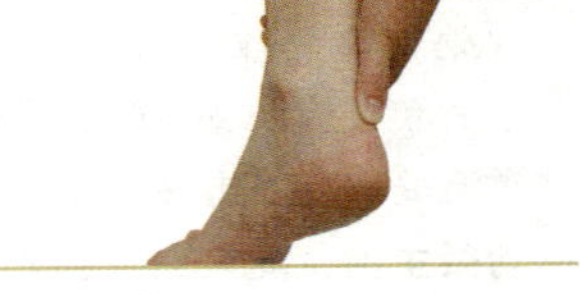

- **取穴定位：** 在跟腱局部痛点。
- **按摩方法：** 取坐位，拇指指腹放于跟腱上，其余四指放足背，顺时针方向按揉3～5分钟。
- **功效主治：** 此穴多用于治疗跟腱炎、足跟痛、踝关节扭伤等。

### 2 昆仑、太溪联动

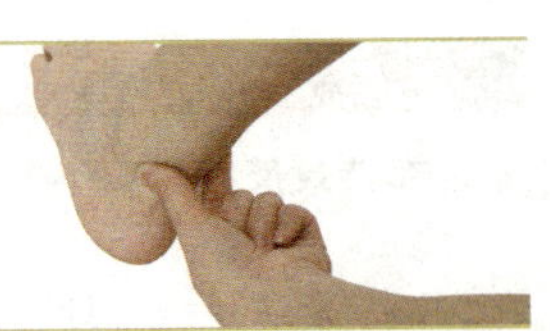

- **取穴定位：** 昆仑穴位于外踝后方，在外踝尖与跟腱之间的凹陷处；太溪穴位于内踝后方，在内踝尖与跟腱之间的凹陷处。
- **按摩方法：** 取坐位，拇指按于同侧昆仑穴，食指按于太溪穴，用力推拿20～30次。
- **功效主治：** 此穴多用于治疗下肢瘫痪、跟腱炎、足跟痛等。

## 3 三阴交、悬钟联动

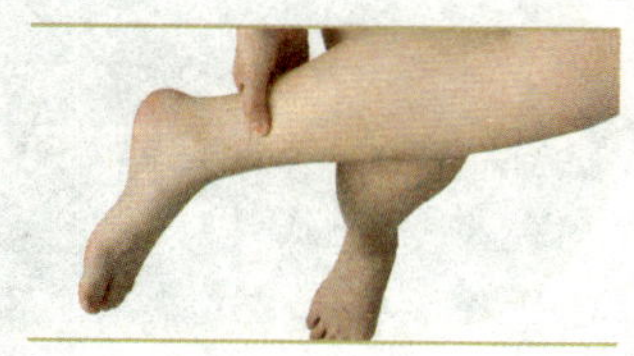

- **取穴定位：** 三阴交穴在内踝尖上3寸（4横指），胫骨内侧缘后面；悬钟穴在外踝尖上3寸，腓骨前缘。
- **按摩方法：** 取坐位，小腿放于对侧大腿上，中指按于对侧(患侧)悬钟穴，拇指按于三阴交穴，同时用力按揉20～30次。
- **功效主治：** 此二穴具有健脾胃、益肝肾、调经带、平肝息风的作用。多用于治疗坐骨神经痛、跟腱炎、下肢痿痹、踝关节及周围软组织疾病等。

## 4 揉拿复溜穴

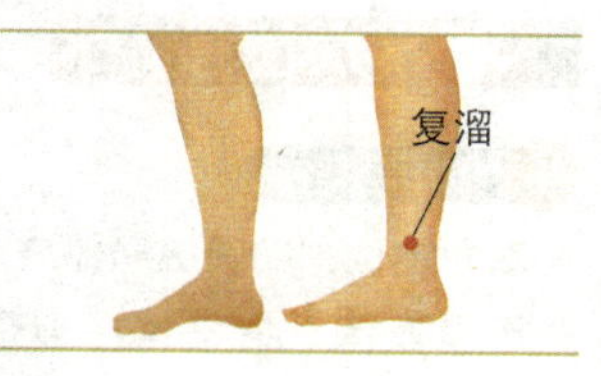


- **取穴定位：** 在小腿内侧，太溪直上2寸，跟腱的前方。
- **按摩方法：** 将手拇指肚按在复溜穴处，食指放于适当部位，对拿左右侧复溜穴各36次为一遍，揉拿至局部有温热感为宜。
- **功效主治：** 此穴为五腧穴之经穴，具有补肾益阴、温阳利水的作用。经常按摩此穴可改善跟腱炎、跟腱肿胀、跟腱痉挛、腿肿、足痿、下肢瘫痪等。

# 足底反射区按摩

- **足部特效反射区：** 下身淋巴结、肾、肾上腺、膀胱、脾、肝等反射区。
- 食指扣拳法顶压下身淋巴结反射区50次。
- 依次食指扣拳法顶压肾、肾上腺、膀胱反射区各50次，按摩力度以局部胀痛为宜。
- 依次食指扣拳法顶压脾、肝反射区各50次。

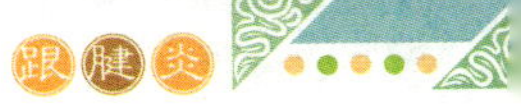

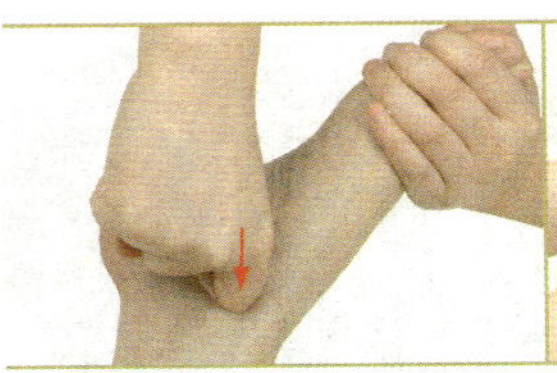
▲ 顶压下身淋巴结反射区

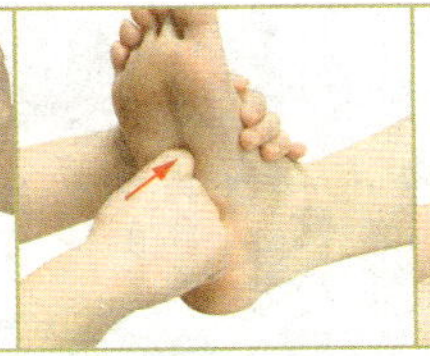
▲ 顶压肾反射区

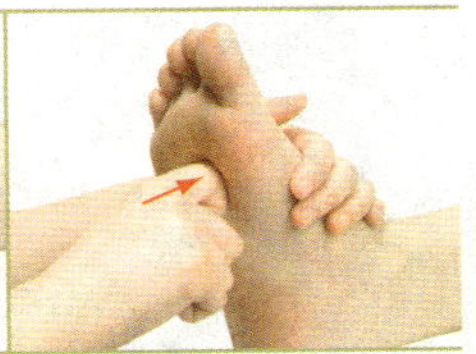
▲ 顶压肾上腺反射区

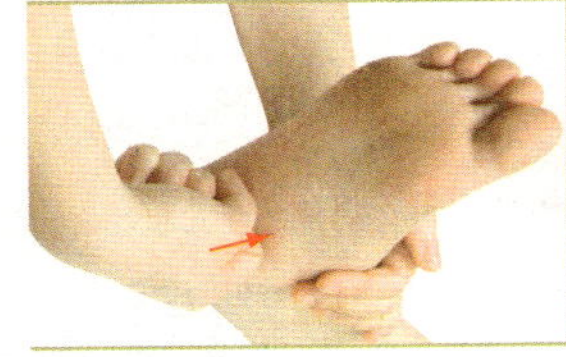
▲ 顶压膀胱反射区

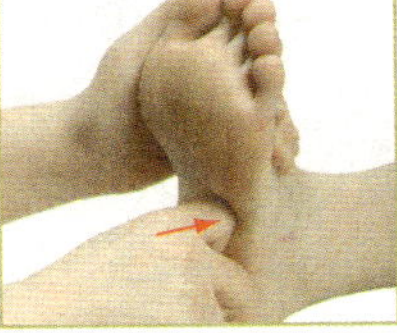
▲ 顶压脾反射区

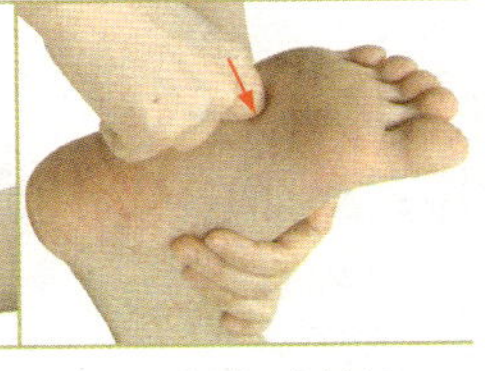
▲ 顶压肝反射区

## 其他按摩方法

- **推跟腱：**在小腿内侧下1/3胫骨下与跟腱之间处，用一指禅推法，即将拇指指腹放于跟腱上，其余四指放于足背，拇指沿垂直跟腱方向来回推动，约5分钟。
- **拿捏跟腱：**坐位，左足尖着地，跟腱放松，同侧拇指和弯曲的食指从下而上，由轻到重拿捏跟腱，直到承山穴，捏1～2分钟。

## 日常调理指南

想尽快摆脱跟腱炎的痛苦，一味地“静养”并不可取，要在适量、科学的运动中逐渐恢复。首先，要养成良好的运动习惯，做到运动前热身，运动中强度、节奏适宜，运动后要做适当的放松活动；其次，运动时要穿合适的鞋子，可采用垫鞋垫的方式来调节鞋子的柔软性和舒适度，尽量不要穿超过其使用寿命的跑鞋。要有侧重地加强小腿肌肉训练，比如有意识地增加爬坡类项目，通过练习蹬力来增强跟腱的韧性。当然，如果在运动中脚部产生疼痛感，就应立刻停止运动或减缓运动强度，避免跟腱的再次损伤。

# 踝关节扭伤

huaiguanjieniushang

外力作用下，关节骤然向一侧活动而超过其正常活动度时，引起踝关节周围软组织如关节囊、韧带、肌腱等发生撕裂伤，称为踝关节扭伤。轻者仅有部分韧带纤维撕裂，重者可使韧带完全断裂或韧带及关节囊附着处的骨质撕脱。急性期症状为踝关节红肿，明显疼痛，不能活动；恢复期症状为瘀血逐渐消退，疼痛不剧烈，活动时加重。

## 特效穴位按摩

### 1 点揉太溪穴

- **取穴定位：** 在内踝正后方凹陷处。
- **按摩方法：** 按摩者用手握住被按摩者的踝部，用拇指点压太溪穴约1分钟，然后顺时针方向按揉1分钟，逆时针方向按揉1分钟，以局部有酸胀感为佳。
- **功效主治：** 治疗踝关节扭伤、肿痛、高血压、失眠、健忘、月经不调、遗精、阳痿、性交疼痛、小便频数等。

### 2 推按昆仑穴

- **取穴定位：** 在外踝正后方凹陷中，外踝与跟腱之间。
- **按摩方法：** 按摩者用手握住被按摩者的踝部，用拇指指腹自上而下推按昆仑穴2分钟，以有酸胀感为佳。

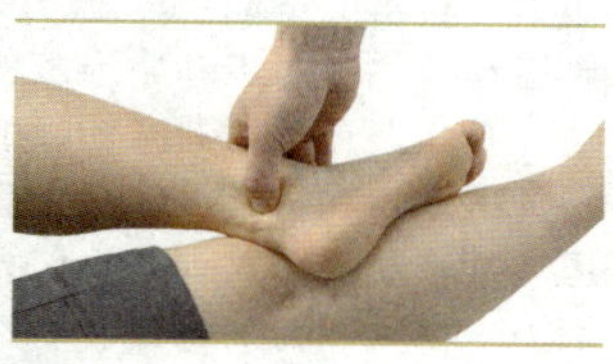

- **功效主治：** 此穴具有疏通经络、消肿止痛的作用。

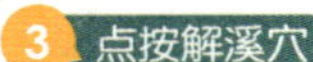

### 3 点按解溪穴

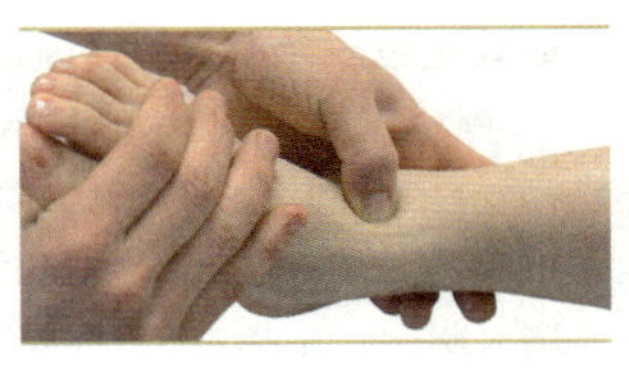

● **取穴定位：**在踝关节正前方凹陷中，内外踝连线的中点处。

● **按摩方法：**按摩者用手握住被按摩者的踝部，用拇指点压解溪穴约10秒，然后放松5秒，反复操作，以局部有酸胀感为佳。

● **功效主治：**此穴具有舒筋活络、清胃化痰、镇惊安神的作用。多用于治疗跟腱炎，跟腱疼痛，踝关节周围组织扭伤，足下垂，腓神经麻痹，踝关节前方疼痛、活动受限制，踝关节肿胀难以消退，足背或足趾发凉麻木等。

### 4 点揉照海穴

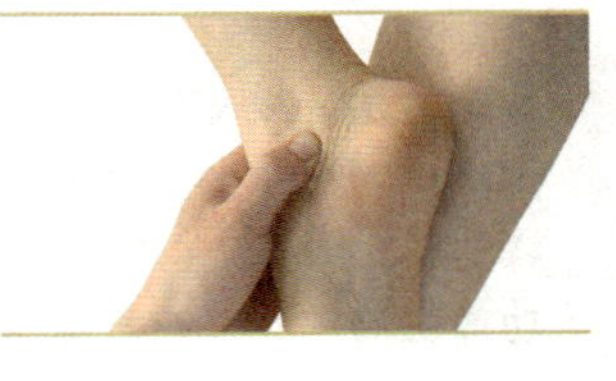

● **取穴定位：**在踝关节内侧骨头突起的下缘凹陷中。

● **按摩方法：**按摩者用手握住被按摩者的踝部，用拇指点压照海穴约1分钟，然后顺时针方向揉1分钟，逆时针方向揉1分钟，以局部有酸胀感为佳。

● **功效主治：**此穴具有滋阴清热、调经止痛的作用。经常按摩此穴可改善踝关节扭伤后前内侧疼痛、红肿。

### 5 按揉商丘穴

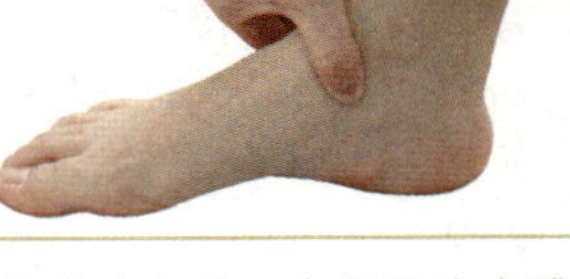

● **取穴定位：**在内踝前下缘的凹陷中。

● **按摩方法：**取坐位，拇指按于商丘穴(其余四指附于足背)，顺时针方向按揉约2分钟，以局部有酸胀感为度。

● **功效主治：**此穴具有健脾化湿、通调肠胃的作用，同时商丘穴还是人体的消炎药，多用于治疗腓肠肌痉挛、踝关节及周围软组织疾病、足踝扭伤等病症。

## 6 三阴交、悬钟联动

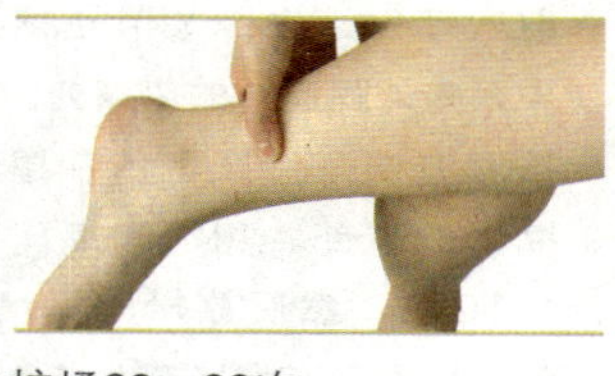

- **取穴定位**：三阴交穴在内踝尖上3寸（4横指），胫骨内侧缘后面；悬钟穴在外踝尖上3寸，腓骨前缘。
- **按摩方法**：取坐位，小腿放于对侧大腿上，中指按于对侧(患侧)悬钟穴，拇指按于三阴交穴，同时用力按揉20～30次。
- **功效主治**：此二穴具有健脾胃、益肝肾、调经带、平肝息风的作用。多用于治疗跟腱炎、下肢痿痹、踝关节扭伤、踝关节及周围软组织疾病等。

## 7 点揉申脉

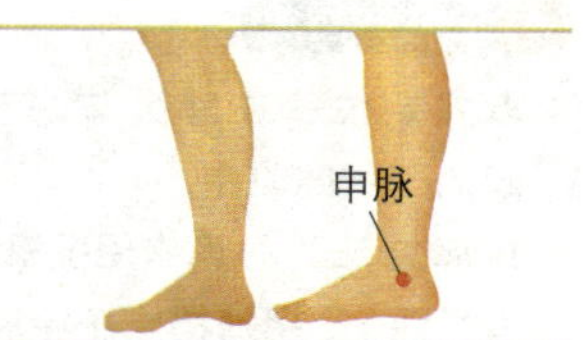


- **取穴定位**：在足外侧部，外踝直下方凹陷中。
- **按摩方法**：取坐位，用拇指指尖点揉刺激患侧的申脉穴，每次点揉3分钟。
- **功效主治**：此穴为八脉交会穴之一，通于阳跷脉，具有清热安神、利腰膝的作用。经常按摩可缓解腰肌劳损、下肢瘫痪、关节炎、踝关节扭伤等。

## 8 点揉丘墟穴

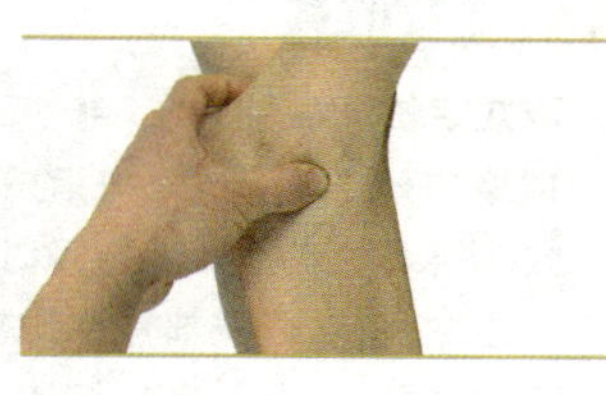

- **取穴定位**：在外踝前方的凹陷处。
- **按摩方法**：按摩者用手握住被按摩者踝部，用拇指点压丘墟穴约1分钟，然后顺时针方向揉1分钟，逆时针方向揉1分钟，以局部有酸胀感为佳。
- **功效主治**：此穴具有健脾利湿、泄热退黄、舒筋活络的作用。多用于治疗踝关节及周围软组织疾病、坐骨神经痛等。

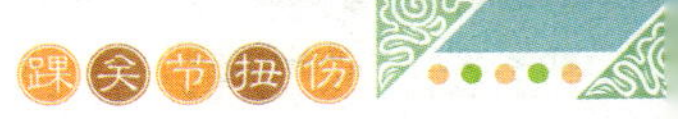


## 足底反射区按摩

- **足部特效反射区：** 肾、肾上腺、膀胱、输尿管、肺、脾、肝等反射区。
- 依次食指扣拳法顶压肾、肾上腺、膀胱反射区各50次，按摩力度以局部胀痛为宜。
- 拇指指腹推压法推按输尿管反射区50次。
- 拇指指腹推压法推按肺反射区50次。
- 依次食指扣拳法顶压脾、肝反射区各50次。

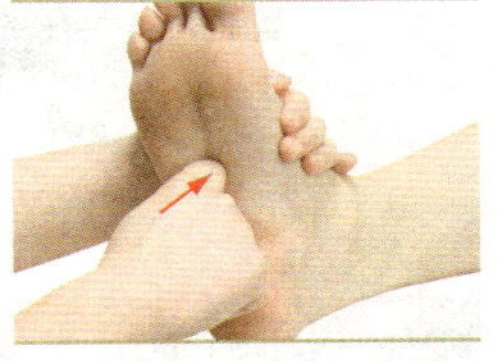

▲ 顶压肾反射区

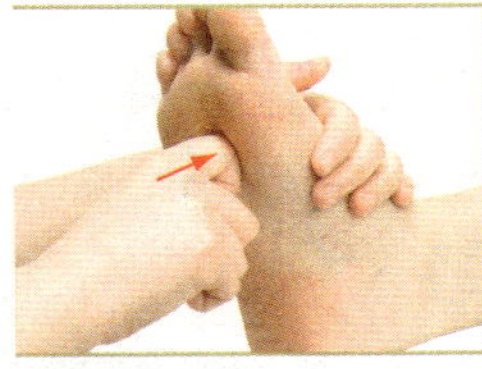

▲ 顶压肾上腺反射区

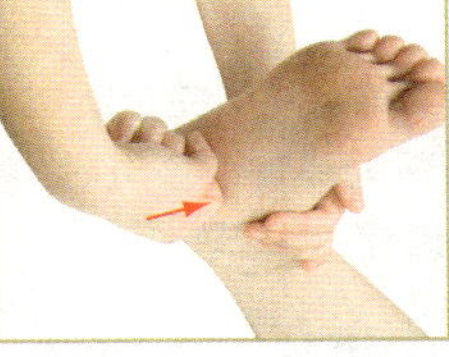

▲ 顶压膀胱反射区

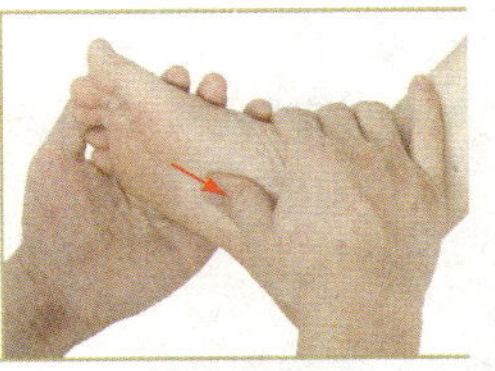

▲ 推按输尿管反射区

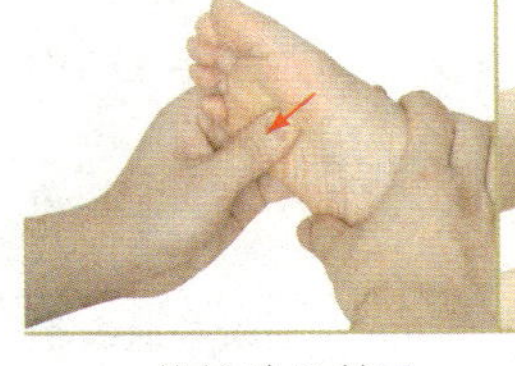

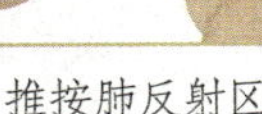

▲ 推按肺反射区

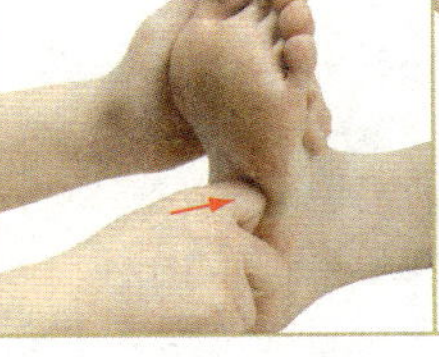

▲ 顶压脾反射区

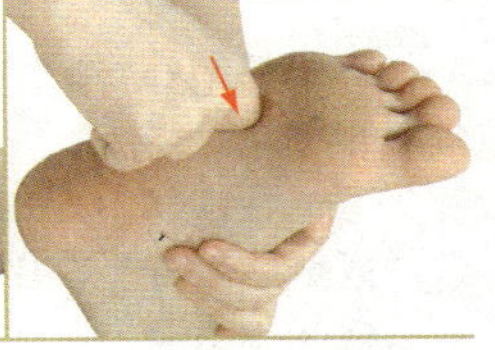

▲ 顶压肝反射区

## 其他按摩方法

- **踝关节运动：** 一手握踝关节上方，一手握足前掌，相对用力拔伸，在此基础上再做踝关节由小幅度到大幅度屈伸旋转运动。
- **摇踝关节：** 将脚踝放在对侧腿上，用同侧的手固定踝关节，另一只手握住足近端，将踝关节向内、向外做环形摇动2～3分钟。
- **伸屈法：** 按摩者一手托住足跟，一手握住足跖部拔伸，将踝关节背伸，做跖屈环转运动。

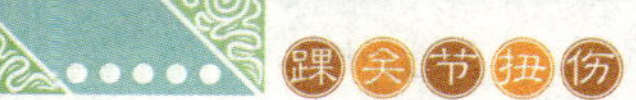


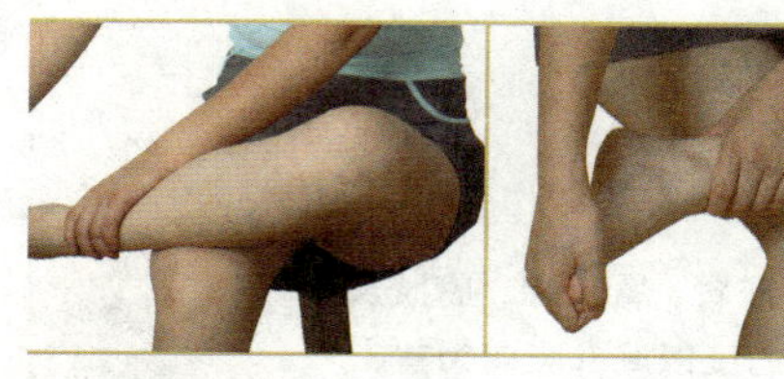

▲ 踝关节运动　　▲ 摇踝关节

## 按摩时的注意事项

- 按压手法用力可略大，时间要稍短，浅表处穴位可采用间歇按压法，即一压一放。
- 踝关节扭伤后，首先要排除韧带完全断裂或骨折才可按摩。
- 一般内出血严重，出现大片青紫瘀斑时，也不能马上按摩，需24小时后才能进行按摩治疗。

## 日常调理指南

◎踝关节扭伤的诊断一般不难，但必须排除常常合并存在的腓骨髁骨折。如怀疑骨折，需要拍X光片来确定。

◎急性损伤24小时内可做冷敷，禁止热敷。慢性期本病配合热敷疗效更好，每天1～2次，每次10分钟。

◎抬高患肢，有利于促进血液循环和回流，从而对消除肿胀有很大的帮助。

◎肿胀消退后，用绷带适当加压包扎。

◎肿胀10天不消的应积极抓紧治疗，防止瘀血不化，形成粘连，使踝关节强直发硬，时间长了会造成关节周围的骨化。

◎威灵仙500克，生甘草60克，松树针60克。加入清水500毫升，水煎洗足。每日1～2次。主要治疗关节扭伤、骨性关节炎等病症。

◎生姜末30克，鸡蛋2个（取蛋清），食盐少许。搅拌混匀，敷于肿痛处。每天2～3次。主治关节扭伤肿胀。

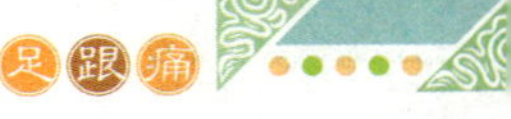


# 足跟痛

zugentong

足跟痛又称跟痛症，是一种常见病。以足跟肿胀、麻木疼痛、局部压痛、行走困难为特征。足跟痛又称跟骨骨刺或跟骨骨质增生。即足跟底部局部性疼痛，多见于40～60岁的中老年人，与外伤或劳损有关，表现为足跟疼痛剧烈，疼痛部位一般都很局限，足跟部有明显压痛点。晨起下地活动疼痛严重，活动后疼痛减轻，但久站久行疼痛又加重，部分患者足跟部轻度肿胀。X线拍片多数可见跟骨骨质增生。临床上以足跟底部肿胀、压痛及足跟不能着地行走为主要特征。

## 特效穴位按摩

### 1 点按压痛点

- **取穴定位：** 在足跟局部。
- **按摩方法：** 患足搁于健侧膝关节上，找到跟底压痛最明显的部位，用拇指指端点按3～5分钟，力量由轻到重，手法宜深沉。局部有酸胀或酸痛感。
- **功效主治：** 此法具有疏通经络、活血化瘀、缓解疼痛的作用。多用于治疗踝关节扭伤、跟腱炎、足跟痛、下肢痿痹等。

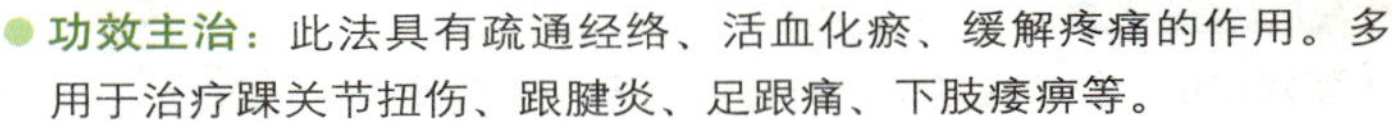

### 2 按揉丘墟穴

- **取穴定位：** 在外踝前下缘处。
- **按摩方法：** 取蹲位，用中指按于患侧丘墟穴（拇指附于内踝后），向外按揉2分钟，力度以能够忍受为度。

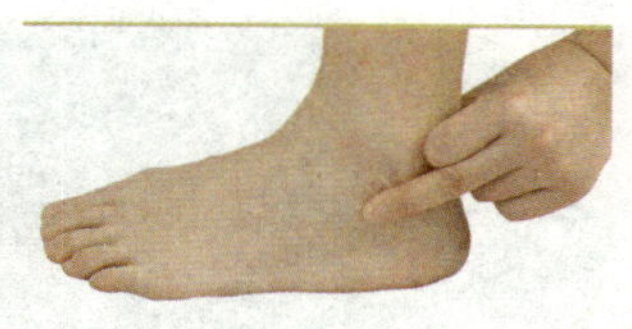

● **功效主治：** 此穴具有健脾利湿、泄热退黄、舒筋活络的作用。多用于治疗坐骨神经痛、膝关节痛、下肢痿痹、踝关节及周围软组织疾病、腓肠肌痉挛、足跟痛、跟腱炎等。

## 3 昆仑、太溪联动

● **取穴定位：** 昆仑穴位于外踝后方，在外踝尖与跟腱之间的凹陷处；太溪穴位于内踝后方，在内踝尖与跟腱之间的凹陷处。

● **按摩方法：** 取坐位，拇指、食指分别按于昆仑穴、太溪穴，用力对拿20～30次。

● **功效主治：** 此二穴具有滋阴益肾、壮阳强腰的作用。多用于治疗下肢瘫痪、跟腱炎、足跟痛、腰肌劳损、足踝肿痛、踝关节炎等。

## 4 按揉仆参穴

● **取穴定位：** 位于足外侧部，在外踝后下方，昆仑穴直下，跟骨外侧，赤白肉际处。

● **按摩方法：** 取坐位，将拇指螺纹面放在仆参穴上，顺时针环形按揉2分钟，然后再逆时针环形按揉2分钟。

● **功效主治：** 此穴具有舒筋活络、活血化瘀、消肿止痛的作用。多用于治疗足跟痛、膝关节炎、下肢瘫痪等症。

## 5 按揉公孙穴

● **取穴定位：** 位于足内侧缘，在第一跖骨基底部的前下方。

● **按摩方法：** 取坐位，用拇指指端顺时针方向按揉公孙穴2分钟，再点按半分钟，以局部酸胀为度。

● **功效主治：** 此穴具有健脾胃、调冲任的作用，经常按摩可改善足跟痛。

## 足底反射区按摩

- 依次食指扣拳法顶压脾、肝反射区各50次。
- 依次食指扣拳法顶压肾、肾上腺、膀胱反射区各50次，按摩力度以局部胀痛为宜。

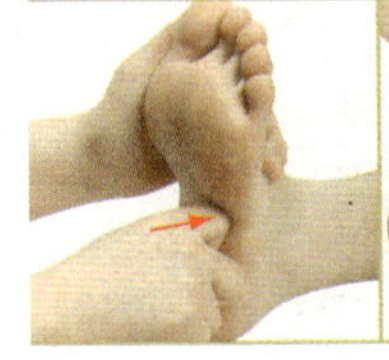

▲ 顶压脾反射区

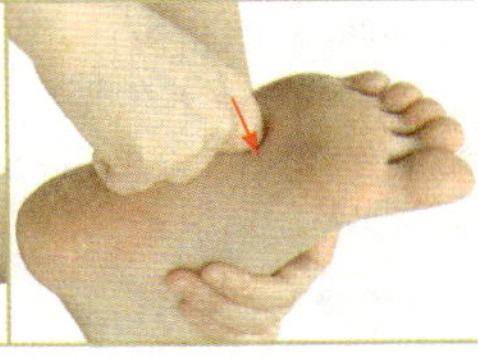

▲ 顶压肝反射区

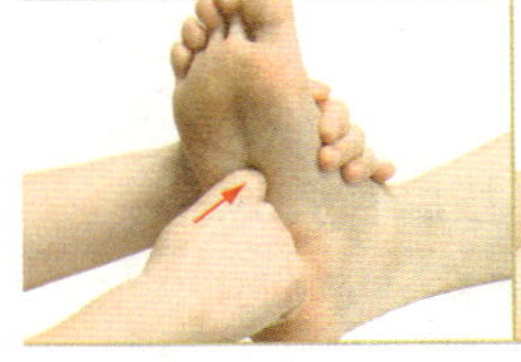

▲ 顶压肾反射区

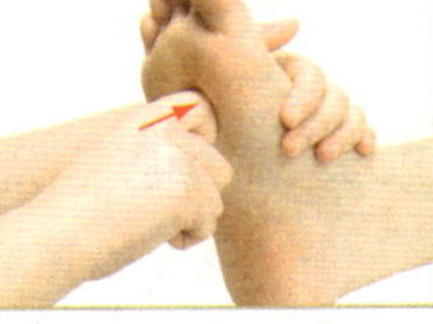

▲ 顶压肾上腺反射区

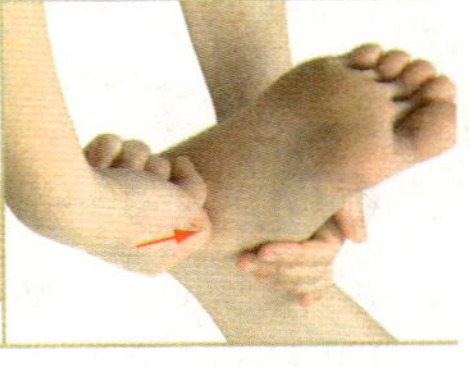

▲ 顶压膀胱反射区

## 其他按摩方法

- **捏拿跟腱：** 拇指与其余四指相对，捏拿跟腱、足跟部2～3分钟，使局部产生热胀、轻松感。
- **掌摩足跟压痛点：** 患足搁于健侧膝关节上，用掌根部在压痛部位按摩，力度适中即可。

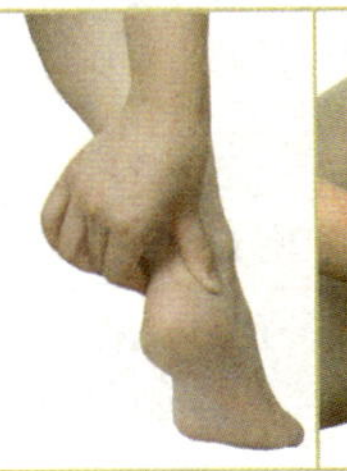

▲ 捏拿跟腱

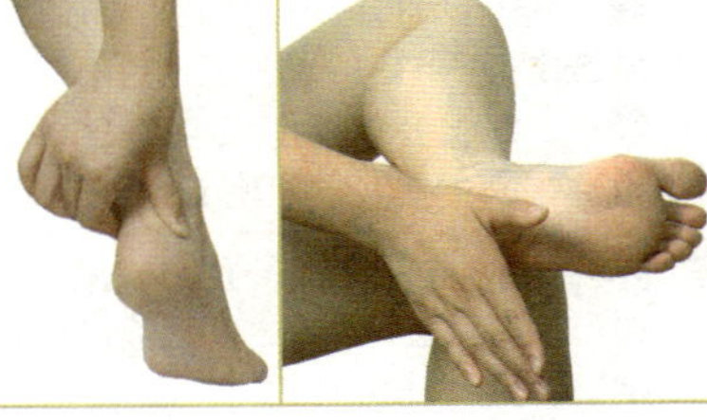

▲ 掌摩足跟压痛点

### 日常调理指南

◎防治足跟痛要穿柔软舒适的鞋，在家中最好穿富有弹性的拖鞋。

◎天气转冷时要注意足部保暖，防止风寒潮湿的侵袭。

◎适度参加户外活动也能很好地预防足跟痛。

图书在版编目(CIP)数据

一用就灵 肩颈腰腿疼按摩自疗法/孙呈祥编著.—太原：山西科学技术出版社，2015.5（2025.2重印）

(国医养生堂)

ISBN 978-7-5377-5086-8

Ⅰ.①一… Ⅱ.①孙… Ⅲ.①颈肩痛－按摩疗法（中医）②腰腿痛－按摩疗法（中医） Ⅳ.①R24

中国版本图书馆CIP数据核字（2015）第071168号

国医养生堂 一用就灵 肩颈腰腿疼按摩自疗法

出 版 人：阎文凯　　文图编辑：冷寒风
编　　著：孙呈祥　　装帧设计：阮剑锋
责任编辑：郝志岗　　美术编辑：吴金周

出版发行：山西出版传媒集团·山西科学技术出版社
地址：太原市建设南路21号　邮编：030012
编辑部电话：0351-4922072
发行电话：0351-4922121
经　　销：各地新华书店
印　　刷：文畅阁印刷有限公司

开　　本：889毫米×1194毫米　1/32
印　　张：3
字　　数：80千字
版　　次：2015年5月第1版
印　　次：2025年2月第2次印刷
书　　号：ISBN 978-7-5377-5086-8
定　　价：12.00元